腹膜瘤

中国肿瘤整合诊治指南（CACA）

CACA GUIDELINES FOR HOLISTIC INTEGRATIVE MANAGEMENT OF CANCER

2025

丛书主编：樊代明

主　　编：崔书中　朱正纲　王西墨
　　　　　陶凯雄　梁　寒　林仲秋

天津出版传媒集团
天津科学技术出版社

图书在版编目(CIP)数据

腹膜瘤 / 崔书中等主编. -- 天津 : 天津科学技术出版社, 2025. 4. -- (中国肿瘤整合诊治指南 / 樊代明主编). -- ISBN 978-7-5742-2801-6

Ⅰ. R735.5-62

中国国家版本馆CIP数据核字第2025AX0501号

中国肿瘤整合诊治指南. 腹膜瘤
ZHONGGUO ZHONGLIU ZHENGHE ZHENZHI ZHINAN.
FUMOLIU

策划编辑：	方　艳
责任编辑：	张建锋
责任印制：	兰　毅
出　　版：	天津出版传媒集团 天津科学技术出版社
地　　址：	天津市西康路35号
邮　　编：	300051
电　　话：	(022)23332390
网　　址：	www.tjkjcbs.com.cn
发　　行：	新华书店经销
印　　刷：	天津中图印刷科技有限公司

开本 787×1092　1/32　印张4.375　字数143 000
2025年4月第1版第1次印刷
定价：36.00元

丛书主编

樊代明

主　编

崔书中　朱正纲　王西墨　陶凯雄　梁　寒　林仲秋

副主编

丁克峰　姜小清　李　雁　王振宁　胡建昆　熊　斌　蔡国响　彭　正　赵　群　季　刚　唐鸿生

编　委（按姓氏拼音排序）

敖建阳　巴明臣　鲍学斌　毕小刚　蔡国响
曹家庆　柴　杰　陈环球　陈笑雷　崔书中
狄茂军　丁克峰　范江涛　方润娅　房学东
冯飞灵　傅聿铭　高雨农　关天培　郭培明
何　勉　何显力　洪　莉　侯明星　胡建昆
胡文庆　胡英斌　黄　陈　黄广建　计　勇

季　刚	姜小清	揭志刚	靖昌庆	雷子颖	
李　波	李　丰	李　刚	李　晶	李　桑	
李　雁	李红雨	李建生	李俊东	李奇灵	
李永翔	李玉芝	李云峰	梁　斌	梁　寒	
梁　巍	林仲秋	刘德纯	刘建华	刘乃富	
刘文韬	刘也夫	逯　宁	罗嘉莉	罗蒲英	
马　俊	牟洪超	潘　可	庞明辉	庞志刚	
裴　炜	裴海平	彭　正	曲芘芘	覃新干	
覃宇周	阮　强	申　震	石　彦	石卫东	
宋　军	宋　展	孙　浩	孙　力	孙建华	
孙立峰	谭凤波	谭晓冬	唐鸿生	陶凯雄	
田艳涛	汪　彪	汪学非	王　冬	王　进	
王　晶	王　珂	王　宽	王　莉	王　宁	
王　权	王　伟	王道荣	王光伟	王桂华	
王佳泓	王敬晗	王曙逢	王西墨	王小忠	
王玉彬	王振宁	魏寿江	温珍平	吴川清	

吴晓梅　吴印兵　夏小红　夏亚斌　熊　斌
徐泽宽　徐志远　许天敏　薛　敏　严　超
严志龙　杨　振　杨　卓　杨建军　杨贤子
姚德生　叶　峰　叶建新　易为民　尹兰宁
尹清臣　虞伟明　袁亚维　曾玉剑　张　辉
张国楠　张慧峰　张江宇　张明生　张相良
张玉晶　赵　刚　赵　平　赵　群　赵春临
赵晓宁　钟　熹　周岩冰　朱玲华　朱正纲

执 笔

雷子颖　杨贤子　张江宇　袁亚维　唐鸿生
李　晶　钟　熹　敖建阳

秘 书

雷子颖　罗嘉莉

目录

第一章 腹膜瘤概述 ……………………………001
　第一节　腹膜瘤分类 ……………………………001
　第二节　腹膜瘤的发病机制 ……………………003
　　1　原发性腹膜瘤的发病机制 ………………003
　　2　继发性腹膜瘤的发病机制 ………………004
　第三节　腹膜瘤临床表现 ………………………007
　第四节　腹膜瘤的诊断 …………………………008
　第五节　腹膜瘤治疗现状 ………………………008

第二章 腹膜瘤的预防及筛查 …………………010
　第一节　腹膜瘤的预防 …………………………010
　　1　原发性腹膜瘤的预防 ……………………010
　　2　继发性腹膜瘤的预防 ……………………010
　第二节　腹膜瘤的筛查 …………………………012
　　1　腹膜瘤的筛查内容 ………………………012
　　2　不同人群筛查建议 ………………………013

第三章 腹膜瘤的诊断 …………………………016
　第一节　原发性腹膜瘤的诊断 …………………016

1　临床表现 …………………………017
　　2　原发性腹膜瘤的诊断方法 …………019
　　3　诊断与鉴别诊断 …………………027
　第二节　继发性腹膜瘤的诊断 …………030
　　1　临床表现 …………………………031
　　2　继发性腹膜瘤的诊断方法 …………033
　　3　诊断标准与鉴别诊断 ………………048
　第三节　原发性腹膜瘤相关分期标准及评分量表（继发性腹膜瘤的分期参考原发性腹膜瘤分期）
　………………………………………………050
　　1　AJCC分期（第八版）………………050
　　2　腹膜瘤病理分期 …………………052
　　3　腹膜瘤指数（PCI）分期 …………052

第四章　腹膜瘤的治疗 ………………………054
　第一节　CRS联合HIPEC …………………055
　　1　CRS …………………………………055
　　2　HIPEC ………………………………057
　第二节　原发性腹膜瘤的治疗 …………061
　　1　原发性腹膜癌的治疗 ………………061
　　2　MPM的治疗 …………………………063
　第三节　继发性腹膜瘤的治疗 …………066
　　1　胃癌腹膜转移的治疗 ………………066
　　2　结直肠癌腹膜转移的治疗 …………073

  3　卵巢癌腹膜转移的治疗 ……………………080
  4　PMP的治疗 ………………………………086
  5　肝胆胰癌腹膜转移的治疗 ………………092
 第四节　腹膜瘤的其他疗法 …………………099
  1　生物疗法 …………………………………099
  2　中医药治疗 ………………………………101
  3　营养支持 …………………………………103
  4　多学科整合诊治 …………………………104
 第五节　CRS联合HIPEC的并发症……………104
 第六节　CRS联合HIPEC的疗效评价……………105
第五章　临床随访及预后 ………………………107
 第一节　腹膜瘤的随访 ………………………107
 第二节　腹膜瘤的预后 ………………………108
参考文献 …………………………………………110

第一章

腹膜瘤概述

腹膜瘤整体预后较差,以前受医疗条件所限,确诊率较低。随着诊疗技术不断完善和病理诊断水平不断提高,确诊人数每年呈上升趋势,越发受到医学界重视。

第一节 腹膜瘤分类

腹膜瘤主要分为原发性和继发性。原发性是一类来源于腹膜的肿瘤,常见有原发性腹膜癌(即苗勒型上皮性肿瘤,主要是浆液性癌)和腹膜恶性间皮瘤(Malignant Peritoneal Mesothelioma,MPM)。继发性包括各种转移癌、肉瘤(Peritoneal Sarcomatosis,PS)、腹膜假黏液瘤(Pseudomyxoma Peritonei,PMP)和胶质瘤病。临床上转移性、上皮源性恶性腹膜瘤多见,原发性、间叶源性肿瘤相对少见,被视为一种罕见疾病。

(1)原发性腹膜瘤

主要指原发于第二苗勒氏管或者腹膜间皮的恶性

肿瘤，呈多灶性生长。

原发性腹膜癌，即苗勒型上皮性肿瘤，相对少见，经典组织学特征是浆液性癌（Serous Carcinoma，SC），分高级别和低级别，与原发于卵巢的分化程度相同的同类型肿瘤相一致，术中见双侧卵巢正常大小，或生理性增大，或因良性疾病增大，或仅浅表受累，未见卵巢原发性肿瘤。

MPM是一种源自腹膜间皮细胞的罕见原发性恶性肿瘤，可发生于腹膜壁层或脏层，呈弥漫型或局限型分布，可侵犯腹、盆腔脏器，也可种植于腹、盆腔脏器表面及通过淋巴或血行转移至其他脏器。

（2）继发性腹膜瘤

常指原发病灶癌细胞直接脱落种植生长或经血行/淋巴腹膜转移所致，临床常见，多继发于胃、结直肠、卵巢、阑尾、肝胆、胰腺、子宫和腹膜后的肿瘤，也可继发于肺、乳腺、脑、骨骼、鼻咽部的肿瘤以及皮肤黑色素瘤等。

胃癌、结直肠癌、卵巢癌和阑尾黏液瘤等腹盆腔恶性肿瘤腹膜转移较为常见。

进展期胃癌初诊时约20%已出现腹膜转移，根治术后发生腹膜转移达50%。

进展期结直肠癌初诊时7%~15%已出现腹膜转移，根治术后发生腹膜转移达4%~19%，其中，T4期术后腹膜转移率达20%~36.7%。

卵巢癌初诊时约75%已出现腹膜转移。

PMP主要由分泌黏蛋白的肿瘤破裂致腹腔内大量黏蛋白性腹水积聚及再分布引起，主要累及膈腹膜及大网膜，约90%来源于阑尾，属低恶性黏液性肿瘤。

第二节 腹膜瘤的发病机制

1 原发性腹膜瘤的发病机制

（1）原发性腹膜癌

目前较认可的是第二原发性苗勒管瘤系统（Secondary Mullerian System，SMS）理论。胚胎细胞可分化为女性腹部浆膜和苗勒管上皮细胞，腹部浆膜与苗勒管上皮细胞具有同源性，通过分析组织学特征及肿瘤抗原性进一步显示，女性苗勒管肿瘤与腹膜瘤具有一定共性。另外，苗勒管在胎儿发育过程中与性别无关，该病不限于女性，男性亦可发生，但发病数远少于女性。

（2）MPM

发病多与石棉相关，约90%MPM患者有石棉接触史，潜伏期长达25~70年。石棉经呼吸或消化系统进入体内，在腹膜逐渐积累形成石棉小体，作用于靶细胞或诱发活性氧自由基，引起染色体变异，终致肿瘤发生。MPM发生还一定程度上受遗传因素影响，是环境致癌因素与遗传易感性相互作用的结果。目前致癌因素包括化学致癌因素，如石棉及其他矿物纤维等，物理致癌因素包括慢性腹膜炎和治疗性辐射等。其他理化致癌物包括毛沸石、滑石粉、云母、二甲苯等。

2 继发性腹膜瘤的发病机制

继发性腹膜瘤即各种肿瘤发生的腹膜转移，其核心符合"种子与土壤"学说的经典理论。癌细胞称为"种子"，常为术前或术中从瘤组织中游离的癌细胞（Free Cancer Cells，FCCs），种子常起决定作用；腹膜的微环境则称为"土壤"，由术中腹膜损伤需促进创面愈合释放的生长因子和聚集的炎性细胞、血液残留物、血凝块、裸露的间皮组织和纤维素沉着等共同构成，癌细胞极易在此环境中种植。由于缺乏连续的间皮细胞层，癌细胞容易定植于腹膜的特异结构——淋巴孔和乳斑区。肿瘤腹膜转移是一系列复杂过程，大致可分为三个步骤：

（1）肿瘤细胞脱落或游离形成转移灶

以胃癌和卵巢癌最多，其次为结直肠癌、胰腺癌、胆囊癌、肝癌、子宫内膜癌等。肺癌和乳腺癌等亦可转移到腹膜。

腹腔内肿瘤转移多由于原发部位肿瘤快速生长，

局部侵袭穿透脏器表面浆膜组织，脱落至腹腔，在腹膜形成多发性转移灶。

术中未妥善隔离、落入胃肠腔内的癌细胞随胃肠液经残端流入腹腔。手术区域被切断的血管、淋巴管内癌栓随血流和淋巴液流入腹腔。腹腔内癌细胞被手术区域内纤维素样物凝固后形成保护层，使之不易被免疫细胞杀伤，形成残存小癌灶，加之手术和麻醉等因素，造成机体免疫力下降，癌细胞增殖形成肿块，终致腹腔局部区域复发和转移。

以上两种情况是形成继发性腹膜瘤的主要原因。临床上亦可见来源不明的腹腔转移瘤，经各种检查仍难明确原发病灶。

（2）癌细胞或癌巢在腹腔中扩散

任何因素引起腹腔密闭容积的减小均会升高腹压，从而导致癌细胞或癌巢脱落并播散至腹腔各处。目前认为癌细胞在腹膜转移扩散过程中发生了一系列生物学改变，并有助于其在腹水中存活及腹膜侵袭。

癌细胞能以单个细胞或多细胞球体（Multicellular Tumor Spheroids，MTCS）形式从原发癌灶分离进入腹腔。与单个癌细胞相比，MTCS可克服单个癌细胞的失巢凋亡现象，迁移和侵袭能力明显增强。这些生物学MTCS特征可显著促进癌细胞生长、转移，是瘤细胞为了在转移部位存活而发生的适应性改变。MTCS

的形成与多种因素有关。血管紧张素Ⅱ（AngⅡ）可显著提高卵巢癌细胞系MTCS形成、生长和侵袭能力而促进腹膜转移，主要是通过直接激活丝裂原活化蛋白激酶（MAPK）/细胞外调节蛋白激酶（ERK）通路和由表皮生长因子受体（EGFR）介导实现。

（3）癌细胞或癌巢定植于腹膜

脱落并播散至腹腔的癌细胞或癌巢附着于腹膜，刺激产生炎症，后者产生的黏附分子进一步促进癌细胞"生根发芽"。肿瘤相关成纤维细胞（Cancer Associated Fibroblasts，CAF）能促使腹水中癌细胞包绕在其周围，形成特殊的MTCS。CAF位于MTCS的中心，通过分泌表皮生长因子（EGF）促进癌细胞增生，发生腹膜附着和侵袭。虽然MTCS的拷贝数改变（Copy Number Alterations，CNA）和单核苷酸变异（Single Nucleotide Variant，SNV）与原发灶相比有所差异，但仍能反映原发肿瘤92.3%~100.0%的突变情况，表明附着MTCS与腹部浆膜仍有高度同源性。

转移癌细胞分泌TGF-β直接和间接作用于内皮细胞促进肿瘤微环境（Tumor Microenvironment，TME）中的血管生成、迁移，刺激细胞外基质（Extracellular Matrix，ECM）沉积，改变TME。其中散在各种先天性和适应性免疫细胞，TGF-β可通过调节TME中免疫细胞类群的功能来抑制免疫系统，通过抑制T细胞的活化、增殖、分化和迁移来帮助转移癌细胞抑制肿瘤的适应性免疫，还可通过抑制肿瘤抗原的呈递和DCs的表达来阻断细胞毒性CD8$^+$T细胞的活化和成熟，并通过抑制IFN-γ和IL-2的表达来抑制CD8$^+$T细胞的增殖。TGF-β可促进CD8$^+$T细胞中抗原诱导的程序性细胞死亡蛋白1（PD-1）表达，导致T细胞衰竭，致使转移癌细胞免疫逃逸，实现腹膜定植黏附。

第三节　腹膜瘤临床表现

（1）原发性腹膜瘤

呈隐袭性进展，早期隐匿无明显症状，进展到一定阶段才被发觉。患者可有腹胀、腹痛、腹腔积液、腹部包块等改变，也可伴有纳差、少尿、便秘、体重下降、肠梗阻、恶病质等表现。

（2）继发性腹膜瘤

主要继发于胃癌、结直肠癌、卵巢癌、阑尾黏液瘤等，一般病程较长。根据原发肿瘤病史、体征、影像学证据及病理学结果等整合诊断。诊断为腹膜转移的患者，状况比一般肿瘤病人差，部分因肿瘤负荷较重呈现乏力、消瘦、恶病质、贫血等消耗性体征，表现为精神不振等状态。不同的继发性腹膜瘤，因原发肿瘤不同而有不同的临床表现，但也有相似之处，主要表现为腹部包块、腹胀、腹腔积液、输尿管/肾盂扩张、直肠或膀胱刺激症状、消化系统及全身症状等。

第四节 腹膜瘤的诊断

无论原发性或继发性腹膜瘤,临床表现均缺乏特异性,超声、CT、MRI、PET/CT等各种影像学检查提供参考,腹腔镜探查及剖腹探查在腹膜瘤诊断中应用广泛,而细胞学、组织病理学及免疫组化在腹膜瘤起源及病理类型诊断中起关键作用。

第五节 腹膜瘤治疗现状

腹膜瘤患者数量多、治疗难及效果不佳,其治疗很早就受到学界关注,但疗效一直未取得突破,该病引起的难治性腹水、腹痛、肠梗阻等并发症也未能获得满意疗效。传统观点认为,腹膜瘤属于肿瘤终末期,生存期短,仅能维持3~6个月,只需提供姑息性对症治疗。

20世纪后期开始,随着对腹膜瘤的共识不断更新,经肿瘤学家40余年研究,探索出以细胞减灭术(Cytoreductive Surgery,CRS)联合腹腔热灌注化疗(Hyperthermic Intraperitoneal Chemotherapy,HIPEC)的全新治疗理念。CRS能最大限度切除肿瘤累及的器官及浆膜,HIPEC通过热疗、化疗、热化疗协同及机械冲刷作用清除和控制细小的残余瘤组织和游离癌细胞，可显著提高腹膜瘤的整合疗效。CRS+HIPEC在预防和治疗腹盆腔恶性肿瘤种植播散、复发转移、提高生存率和生存质量方面疗效显著，已在临床广泛推广。

第二章

腹膜瘤的预防及筛查

第一节 腹膜瘤的预防

1 原发性腹膜瘤的预防

原发性腹膜瘤病因尚未完全明确,一级预防为病因预防,包括控烟限酒、减少甚至避免与致癌物接触(包括物理、化学、生物等因素);提倡合理膳食及良好运动习惯,保持良好健康状况。二级预防为早诊早治,针对高危人群行肿瘤筛查,尽早发现原发性腹膜瘤患者,尽早诊治。三级预防为整合治疗、姑息对症,结合患者病情采取适当治疗策略,积极预防并发症,减轻肿瘤对身体伤害,改善预后。

2 继发性腹膜瘤的预防

胃癌、结直肠癌、卵巢癌、阑尾黏液瘤、肝胆胰腺癌等腹盆腔肿瘤在疾病进展过程中可自发脱落产生FCCs,或手术过程中发生瘤细胞脱落产生FCCs,是发生腹膜转移的病理学基础。术后FCCs的清除可降低腹膜转移的发生率。

（1）一级预防

主要指对原发疾病进行积极治疗，需充分切除原发癌灶，实现R0切除，严格按照无瘤原则规范操作，注意切口保护，避免挤压肿瘤，尽量避免医源性扩散，彻底清扫周围淋巴结。

HIPEC可有效清除FCCs、杀灭手术无法清除的亚临床病灶，降低术后腹膜转移和疾病复发，灌注化疗药物和溶剂的具体选择应根据原发肿瘤类型及药物敏感性调整，以达更好预防效果。多项结果表明HIPEC在根治术后对控制腹膜转移复发有显著疗效，国内外多项前瞻性随机对照Ⅲ期临床试验正在开展中（NCT02614534、NCT04370925、NCT02179489）。

（2）二级预防

主要指腹盆腔原发性恶性肿瘤手术切除后，定期随访复查，进行肿瘤标志物和相关影像学等检测，早期发现腹膜转移，及时行以CRS+HIPEC治疗为主的整合治疗。

（3）三级预防

主要指对晚期患者行相关治疗，此类患者并发症较多（腹腔积液、肠梗阻、恶病质等），癌性疼痛明显，需积极临床对症支持治疗，改善生活质量。

第二节 腹膜瘤的筛查

1 腹膜瘤的筛查内容

见表2-1。

表2-1 腹膜瘤筛查内容

种类	筛查内容
原发性腹膜瘤 原发性腹膜癌	(1) 临床病史 (2) 体格检查 (3) 腹部/盆腔超声检查 (4) 腹部/盆腔CT检查 (5) 肿瘤标志物检查 (6) 腹水细胞学检查 (7) 基因检测
MPM	(1) 临床病史 (2) 体格检查 (3) 胸部X线检查 (4) 腹部/盆腔CT检查、MRI、PET/CT检查 (5) 肿瘤标志物检查 (6) 腹水细胞学检查 (7) 基因检测
继发性腹膜瘤	
胃癌	(1) 临床病史 (2) 体格检查 (3) 腹部超声检查 (4) 腹部/盆腔CT检查 (5) 胃癌相关肿瘤标志物检查 (6) 腹腔镜检查 (7) 腹水细胞学检查

续表

种类	筛查内容
结直肠癌	（1）临床病史 （2）体格检查 （3）腹部超声检查 （4）腹部/盆腔CT检查 （5）结直肠癌相关肿瘤标志物检查 （6）腹腔镜检查 （7）腹水细胞学检查
卵巢癌	（1）临床病史 （2）体格检查 （3）腹部超声检查 （4）腹部/盆腔CT检查 （5）腹水细胞学检查 （6）卵巢癌相关肿瘤标志物检查 （7）基因检测
阑尾黏液瘤	（1）临床病史 （2）体格检查 （3）腹部超声检查 （4）腹部/盆腔CT检查 （5）相关肿瘤标志物检查 （6）腹水细胞学检查

2 不同人群筛查建议

2.1 一般风险人群筛查

原发性腹膜瘤在临床上发病率较低，早期体征不明显，确诊较难，常在疾病中后期才能诊治。对一般人群不建议行腹膜瘤筛查，但对有物理化学等致癌因子接触史的人群，建议筛查，每年1次超声检查，必要时行CT检查。

继发性腹膜瘤一般风险人群常患有较明确原发瘤，建议按照各原发瘤的常规进行筛查，术后前2年每3个月1次，后每6个月1次至第5年，5年后每年1次，包括肿瘤标志物、腹部超声、CT等。

2.2 高风险人群筛查

高风险人群指暴露于高危因素环境的人群，视为腹膜瘤筛查的重点人群。为尽早发现腹膜原发瘤，建议高风险人群每半年筛查1次。腹膜转移的高风险人群，建议术后前3年每3个月1次，后每半年1次至第5年，包括腹部超声及增强CT、CA125、CA199、CEA等相关肿瘤标志物检查。

（1）原发性腹膜瘤的高危因素

原发性腹膜癌组织学类型及临床表现等类似于卵巢癌，将其与卵巢癌腹膜转移统一阐述。

①家族遗传史。②*BRCA1/BRCA2*基因突变。③腹盆腔放疗史。④>60岁。

MPM高危因素：

①石棉粉尘接触史。②家族遗传史。

（2）继发性腹膜瘤的高危因素

胃癌继发腹膜转移高危因素：

①T3、T4期肿瘤。②腹腔冲洗液中游离癌细胞检查阳性。③印戒细胞癌。④淋巴结转移。⑤Borrmann分型为Ⅲ、Ⅳ型。⑥Lauren组织学分型为弥漫型。⑦

肿瘤穿孔或破裂。⑧伴有血管/淋巴管癌栓、神经侵犯。

结直肠癌继发腹膜转移高危因素：

①T3、T4期肿瘤。②腹腔冲洗液中游离癌细胞检查阳性。③肿瘤穿孔或破裂。④肿瘤引起肠梗阻。⑤切缘阳性。⑥淋巴结转移或淋巴结清扫不彻底（清扫数目不足12枚）。⑦黏液腺癌或印戒细胞癌。⑧伴有血管/淋巴管癌栓、神经侵犯。

阑尾黏液瘤腹膜转移高危因素：

①阑尾黏液瘤破裂。②肿瘤分化程度低。③手术切除范围不足。

第三章

腹膜瘤的诊断

第一节 原发性腹膜瘤的诊断

原发性腹膜瘤呈隐袭性进展，早期无明显症状，病情进展到一定阶段才被发现。患者可有腹胀、腹痛、腹腔积液、腹部包块等腹部改变，也可有纳差、尿少、便秘、体重下降、肠梗阻、恶病质等临床表现。异常的肿瘤指标结合影像学检查结果，可初步诊断。为进一步明确病理类型，最常用的是在B超或CT引导下行肿瘤穿刺病理活检。若伴有腹水，可用创伤较小的腹腔积液细胞学检测方法。但仍需在腹腔镜辅助或开腹探查情况下，行组织活检予以确诊，具体视临床情况而定。

1 临床表现

1.1 原发性腹膜癌的症状（见表3-1）

表3-1 原发性腹膜癌的症状

腹部症状	腹胀 腹痛 腹围增大 腹部肿块
局部侵犯症状	血便、黑便 里急后重 大便性状改变 肠梗阻 输尿管和肾盂积水 血尿、排尿困难 白带增多、闭经、阴道流血 胸腔积液
全身症状	贫血 水肿 恶病质 远处转移部位症状

（1）早期症状不明显，体征可缺如，当腹部肿瘤发展到一定大小，累及其他重要脏器后才出现症状。其中有三大典型症状：①腹胀：常为首发症状，当肿瘤增大到一定程度压迫肠道时，或腹腔积液达到一定量，可引起腹部涨满感，出现时间及程度取决于患者的主观感觉和敏感度。②腹痛：初期腹部出现隐痛、坠痛等。肿瘤增大到引起严重的肠道梗阻或压迫尿道出现排尿困难时，表现为腹部绞痛或剧痛。③腹围增

大：随着肿瘤变大及腹水增多，开始伴腹围逐渐增大。肿瘤增大到一定程度后，可触及腹部包块。

（2）肿瘤侵犯结肠可引起血便、黑便、里急后重及大便性状改变等症状，肿瘤增大可引起严重肠梗阻，与结肠癌症状相似；压迫输尿管可引起输尿管和肾盂积水，侵犯膀胱可引起血尿，压迫尿道可引起排尿困难；女性局部侵犯双侧子宫附件可引起白带增多、闭经和阴道流血；当肿瘤突破腹腔侵犯胸腔可引起胸腔积液。患者未经治疗或进展到疾病晚期，可出现肺、脑以及肝等远处转移，并出现相应症状。

（3）常有非特异性全身症状，可伴不同程度的贫血及水肿等，部分因疾病进展表现为消耗性体质，出现消瘦、低热等恶病质表现。

1.2 MPM的症状（见表3-2）

表3-2 MPM的症状

腹部症状	腹痛 腹胀 腹部包块
晚期症状	肠梗阻 乏力、消瘦、纳差不适 局部侵犯症状 贫血 恶病质 远处转移部位症状

（1）MPM多无特异表现，常见有：腹胀、腹痛、

腹水和腹部包块。包括：①腹痛：早期多无固定位置，发生与肿瘤累及周围组织及器官、腹水刺激腹膜、腹部占位牵拉痛等因素相关。轻度表现为隐痛或针刺样疼痛。重度可为阵发绞痛或突发剧痛，常位于上腹部，也有位于下腹部甚至出现二便时疼痛。②腹胀：多与腹水、腹部包块等相关，严重时可致呼吸困难。患者多伴有黄色渗出液性腹水或血性黏稠液腹水。③腹部包块：常见临床表现之一，为单发或多发，大小不一，触诊呈结节状、质硬，盆腔包块可通过肛门指检或三合诊发现。

（2）肿瘤挤压胃肠道和肠管粘连均可引起肠梗阻症状。患者多伴纳差、恶心、乏力、呕吐、便秘和消瘦等表现。MPM可通过直接侵犯、淋巴系统或血行转移累及全身各脏器，如腹壁、肝、胆、胰、泌尿系统、心、肺、肾上腺、骨髓及淋巴系统，并出现相应临床表现。

2 原发性腹膜瘤的诊断方法

2.1 实验室检查

血清学检查：原发性腹膜癌和MPM患者CA125多数升高。

腹水检查：

检测腹水中CA125水平具一定诊断价值，当发现腹腔包块、排除卵巢的实质病变时，腹水中CA125含量明显升高常提示原发性腹膜癌和MPM可能，CA125高低与临床病变范围有相关性，病变范围越广，CA125值越高。

CA125增高多见于卵巢癌，也可见于结核、宫颈癌、腹腔转移癌、胰腺癌、胃癌、结肠癌、乳腺癌及子宫内膜异位症等。因此，原发性腹膜癌和MPM应与腹膜结核鉴别，肿瘤CA125值一般比结核升高显著，腹膜结核CA125值一般不高于50ng/L，进行腹水结核杆菌检测，阳性者可确诊为腹膜结核。单一的CA125检测在原发性腹膜癌及MPM诊断中特异性不高，对鉴别诊断意义不大，只能提供参考。

2.2 影像学检查

（1）超声

原发性腹膜癌的常用检查方法，较为典型的征象包括：①腹水：腹盆腔见液性暗区，肠管漂浮、蠕动。②"饼状"大网膜：大网膜受侵挛缩，呈饼状、团块片状影。③腹、盆壁结节/肿块：在肠管、腹膜、肠系膜表面见无明显血流信号的中/高回声结节或肿块。④肿大淋巴结：多邻近原发癌灶，也见于肠系膜根部或腹膜后，呈结节状低回声，直径大于1cm；当淋巴结较多、体积较大时可相互融合，易坏死。

（2）CT

CT检查具有普适性、快速性、容积扫描、多平面重建等优点。原发性腹膜瘤的典型CT征象包括：①腹水：腹盆腔见水样密度影，合并出血可出现高密度或分层现象。②大网膜受侵挛缩：网膜脂肪密度增高、边界模糊，见多发粟粒样结节，甚至呈"网膜饼"征。③腹盆腔、腹膜实性结节/肿块：常为多发的软组织密度病灶，增强扫描可见不同程度的强化。④肿大淋巴结：直径大于1cm的软组织结节，增强后边界显示更清晰，实质成分呈轻-中度强化，较大淋巴结易坏死，坏死区域未见强化。但CT对直径<2mm的微小结节检出率较低，采用CT薄层重建有助于提高微小病灶的检出率。

（3）MRI

与CT相比，MRI可提高原发性腹膜瘤诊断的敏感度，尤其是MRI扩散加权成像（DWI）的应用，为评价肿瘤良恶性提供无创方法。实性原发性腹膜瘤，T1WI呈低信号，T2WI呈稍高信号，DWI信号呈等或高信号（恶性肿瘤多为高信号，良性肿瘤多为等信号），T1WI增强可见病变明显强化；当肿瘤发生囊变坏死时，T2WI呈显著高信号，DWI低信号，T1WI增强显示囊变坏死区域无强化，但囊壁可强化。但MRI对<5mm的癌灶检出率较低，MRI阴性时，不能完全

排除原发性腹膜瘤。

（4）PET/CT

PET/CT通过检测组织氟代脱氧葡萄糖（Fludeoxyglucose，FDG）摄取程度的差异，用于判别病变的良恶性及侵袭性。

相较于常规CT，PET/CT可提高诊断灵敏度和特异性，在原发性腹膜瘤鉴别诊断中的作用更加突出。但PET/CT检查费用昂贵、设备紧缺、同位素辐射及软组织分辨率较低等限制其作为常规筛选工具；且存在一定"假阳性"，部分代谢旺盛的良性肿瘤及炎性淋巴结也呈FDG高摄取。所以一般作为CT/MRI检查无法达到诊断需求时的备选检查项目。

2.3 病理学检查

（1）原发性腹膜瘤的活检方法

1）腹水瘤细胞检测

癌细胞较少时，难与其他肿瘤细胞鉴别，腹水细胞学检测常灵敏度不高，但可与大多非肿瘤疾病鉴别，具有特异性高、经济、简便、快速等优势，常作为首选检查。

反麦氏点穿刺或腹腔镜穿刺抽取腹水行腹水细胞学检查，可找到癌细胞，必要时可多次检测。亦可将腹水离心，沉渣包埋，制成细胞蜡块，行HE染色观察、诊断，还可通过免疫组化、FISH检测及二代测序帮助诊断、鉴别诊断及指导治疗，但二代测序原则上不作为指导治疗首选，应先行组织标本检测。

2）腹膜活检

对原发性腹膜瘤有决定性诊断意义。常分为腹腔镜辅助下病理活检或剖腹探查活检，相对于其他检查手段，活检更为直观、精确，是诊断的最直接依据。在腹腔镜下或剖腹探查时，能直观了解病变性质、分布、结节/肿块的形状大小及质地等信息，且可直接吸取腹水行检测诊断。但为创伤性检查，一般不作首选。

腹腔镜探查具有创伤小、恢复快等优势，在腹腔镜辅助下取病检还能直观并全面评估腹腔情况，判断能否在腹腔镜下或开腹下行CRS，也可了解需否先行化疗，再制订下一步治疗方案。

剖腹探查取病检，可直观了解腹腔情况，术中取病检可直接行最大限度的CRS，如切除消化道、子宫、卵巢、网膜、系膜、阑尾等病变组织。如腹腔粘连严重，剖腹探查还有较大的灵活性。但剖腹探查有创伤过大、术后恢复慢等不足之处。

（2）原发性腹膜瘤的病理特征

1）原发性腹膜癌

即腹膜浆液性癌，类似于卵巢的低级别或高级别浆液性癌。多为高级别癌，临床及病理学特征明显不同于低级别癌。高级别癌好发生于中位年龄为62岁的女性患者。低级别癌发病平均年龄是52岁。*TP53*和*BRCA*突变常见于高级别癌，*KRAS*和*BRAF*突变少见。高级别癌应当视为家族性乳腺和卵巢癌综合征的表型之一。相反，低级别癌常有*KRAS*和*BRAF*突变，但缺乏*TP53*突变和*BRCA*异常。

低级别癌等同于来自交界性/非典型增殖性浆液性肿瘤的浸润性种植，但更广泛，常见与卵巢低级别浆液性癌相似的独特的小巢肿瘤性浆液性细胞。高级别腹膜浆液性癌类似于卵巢的高级别腹膜浆液性癌。

高级别腹膜浆液性癌与低级别的区分主要依据细胞异型性，低级别具有小而一致的核，细胞异型性较小，核分裂象少见。核分裂活性高倾向于诊断高级别癌。肿瘤分期、治疗和预后均类似于卵巢浆液性癌。低级别癌罕见进展为高级别肿瘤。与高级别癌相比，低级别癌对化疗不敏感。手术是更有效的治疗方法，高级别癌可参照卵巢和输卵管的同类肿瘤进行治疗。

2）MPM

MPM是高度恶性肿瘤，一般分为双相性恶性间皮瘤、上皮样恶性间皮瘤和肉瘤样恶性间皮瘤。

①双相性恶性间皮瘤

同时具有恶性上皮性和肉瘤性两种成分，每种亚型至少占10%。组织学与双向分化的滑膜肉瘤类似。

恶性上皮成分常呈腺管状、乳头状或裂隙状结构。梭形细胞区域偶见灶性骨和软骨化生，偶见散在或灶性分布的小圆形未分化细胞，梭形细胞和上皮细胞之间有过渡。组织化学和免疫组化对确定间皮瘤的诊断和鉴别诊断很有帮助。组织化学PAS、AB、胶体铁等染色瘤细胞呈阳性，网状纤维在梭形细胞间阳性，在上皮细胞间则阴性。

②上皮样恶性间皮瘤

上皮性恶性间皮瘤瘤组织主要呈小管状、腺泡状、乳头状排列，部分也有呈巢状、条索状、片状、裂隙状、微囊状或网格状，瘤细胞呈立方形或扁平形，具有丰富胞浆，红染，或空泡状似透明、印戒细胞样，部分细胞胞浆充满红染物质，形成玻璃样小体，PAS阳性。瘤细胞核大小不等，异型性大，核分裂多见。

蜕膜样变型间皮瘤属上皮型间皮瘤一种变型，少见，好发于年轻女性腹腔内，具有高度侵袭性。镜下由大圆形或多边形上皮样或组织细胞样细胞组成，胞质丰富，嗜伊红，毛玻璃样，胞界清，核空泡状，可见明显嗜伊红核仁，类似妊娠时蜕膜细胞，细胞轻至中度异型，核分裂象少见，局部可见横纹肌样细胞形态。

③肉瘤样恶性间皮瘤

瘤细胞由条索状或杂乱状排列的纤维母细胞样梭

形细胞构成，极似纤维肉瘤。可见典型的间皮瘤成分，部分病例瘤细胞异型性明显，核分裂象易见，并可见多核瘤巨细胞，瘤细胞可呈席纹状排列，类似高级别多形性未分化肉瘤，某些病例可出现类似平滑肌肉瘤、骨肉瘤、软骨肉瘤或其他肉瘤的区域，但病变范围小，若上述病变范围广时，极易与上述肉瘤混淆。

以上三种类型恶性间皮瘤免疫组化特征见表3-3。MPM与浆液性癌鉴别常较困难，需借助免疫组化鉴别，鉴别指标见表3-4。

表3-3 MPM免疫组化学特征

	CK		EMA	Vimentin	CEA	Calretinin	CK5/6
	低分子量	高分子量					
上皮性间皮瘤	+	+	+	−	−	+	+
肉瘤样间皮瘤	+	−	±	+	−	+	+
混合型							
上皮成分	+	+	+	−	−	+	+
肉瘤样成分	+	−	±	+	−	+	−

注：引自刘彤华主编《刘彤华诊断病理学》第4版

表3-4 MPM与浆液性癌的免疫组化鉴别

	Calretinin	CK5/6	D2-40	Ber-EP4	MOC-31	ER	WT-1
间皮瘤	+	+	+	-	-	-	+
浆液性癌	-	-	-	+	+	+	+

注：引自刘彤华主编《刘彤华诊断病理学》第4版

3 诊断与鉴别诊断

3.1 原发性腹膜瘤的诊断标准

（1）原发性腹膜癌的诊断标准

原发性腹膜癌的诊断标准，一般用美国妇科肿瘤诊断标准（GOG），主要依据卵巢受累病灶的体积及肿瘤的浸润深度：

①两侧卵巢符合正常生理大小，或仅见良性病变性增大。②双侧卵巢受累病灶体积小于卵巢外的病灶体积。③镜下卵巢内病变有以下表现之一：A.未发现卵巢病变存在。B.瘤结节局限于卵巢表面、未发现间质浸润。C.卵巢表面及其间质受累，间质受累面积小于5mm×5mm。D.组织学和细胞学特征以浆液性为主，类似于卵巢浆液性乳头状腺癌，或与其相同，而分化程度各异。

（2）MPM的诊断标准

患者出现腹胀、腹痛、腹部肿块、腹水及体重减轻等症状和体征，CT或MRI显示弥漫性网膜肿块、肠系膜结节或结节样包块、腹膜弥漫性或局限性增厚，应高度怀疑MPM的可能。

诊断主要依据：①症状：临床上以腹痛、腹胀、腹水、腹部肿块就诊的患者，尤其是有石棉接触史者。②影像学诊断：B超、CT、MRI、PET/CT等影像学证据支持MPM诊断。③腹水检测：腹水/腹腔冲洗液细胞学检出瘤细胞。腹水肿瘤标志物CEA明显升高可排除恶性间皮瘤诊断，透明质酸浓度异常增高则支持恶性间皮瘤的诊断。④病理检查：穿刺活检、腹腔镜下或开腹手术直视下获取组织活检等支持MPM的诊断。⑤排除继发性腹膜瘤。

3.2 原发性腹膜瘤的鉴别诊断

（1）结核性腹膜炎

好发于中青年女性，部分可发现肺或肺外结核证据。结核性腹膜炎的临床表现为低热、盗汗、腹痛、腹部胀满感、腹腔积液及腹部包块等症状及体征，与缺乏特异性临床表现的原发性腹膜瘤鉴别困难。结核性腹膜炎的腹水生化可以检出腺苷脱氨酶（ADA）较正常值升高，腹水细菌培养检出结核分枝杆菌也可确诊。结核菌素试验或T-SPOT试验呈强阳性支持结核性腹膜炎诊断。结核性腹膜炎CA125可轻度升高，但不如原发性腹膜瘤显著，对鉴别结核性腹膜炎有一定帮助。

临床上对诊断暂未明确又高度怀疑结核性腹膜炎可行诊断性治疗，对治疗无效及无法明确诊断者，可行腹腔镜探查及病理活检确诊。

(2) 肝硬化腹水

肝硬化失代偿期腹水增多，会有腹胀、腹部不适、腹部膨隆等表现，需与腹膜瘤合并腹水鉴别。肝硬化腹水与门静脉高压和肝功能减退有密切关系，超声、CT及MRI均可发现肝脏形态变化及脾大表现，实验室检查可发现肝功异常。肝硬化腹水大多为漏出液，腹膜瘤多为渗出液，腹水中查出癌细胞可排除肝硬化腹水。

(3) 腹膜炎

急性腹膜炎常出现腹痛难忍、反射性恶心呕吐及全身中毒症状，查体有全腹压痛及腹膜刺激征，白细胞及中性粒细胞升高，抗感染治疗有效等。继发性腹膜炎较为多见，可由外伤或脏器穿孔破裂所致，CT有助于鉴别腹膜炎和腹膜瘤，腹腔穿刺可帮助诊断。

原发性腹膜炎腹腔脏器内无原发病灶，其中，肝硬化失代偿期所致自发性腹膜炎较为多见，多出现腹痛、腹胀等非特异性症状，肝功多有减退，诊断性穿刺腹水白细胞升高，可培养出致病菌，但阳性率不高。

（4）卵巢癌腹膜转移

原发性腹膜瘤双侧卵巢实质内无原发病灶，而卵巢癌腹膜转移则可在发现腹膜内肿瘤病灶的同时发现卵巢内癌灶，因为两种疾病组织学类型较为相似甚至相同，因此免疫组化对两者鉴别无太大意义。

（5）阑尾黏液瘤

阑尾黏液瘤，多发中年男性，为低度恶性肿瘤，瘤中分泌黏液的细胞穿破阑尾壁进入腹腔，在腹腔内种植形成PMP。早期常无症状，部分以腹部包块为唯一主诉，形成PMP后，可出现黏液性腹水、腹胀、饼状网膜等并发症。当出现腹部明显膨大症状时，腹部视诊腹外形不似"蛙腹"，叩诊无移动性浊音。腹腔穿刺腹水常难抽出，改用粗针可抽出胶冻样黏稠液体。B超检查具较高特异性，腹腔可见大量絮状回声，暗区内有光点、光斑、光环缓慢晃动。

第二节 继发性腹膜瘤的诊断

继发性腹膜瘤的诊断主要根据原发肿瘤病史、临床体征、腹膜转移影像学证据、病理学检查结果等整合诊断。临床表现均缺乏特异性，超声、CT、MRI、PET/CT各种影像学检查只能在病变累及范围、程度、肿瘤负荷等术前诊断中起参考作用，腹腔镜探查及剖腹探查在病变累及范围、程度、肿瘤负荷等严重程度诊断中起重要作用，细胞学及免疫组化对肿瘤起源及病理类型诊断起关键作用。

1 临床表现

主要表现为腹部包块、腹胀、腹水、消化系统症状及全身症状等。

（1）腹部包块

腹膜转移癌的腹部包块常呈多发散在分布。转移瘤较小时，常不能触及腹部包块，部分肿瘤较大，查体时可在不同区域触及多个活动度各异的腹部包块。因肿瘤所处部位、病理性质不同，活动度、大小、质地等均有差异，腹壁肿瘤可表现为腹壁固定性肿块，质地较硬，明显压痛。

（2）腹胀及腹水

类似于原发性腹膜瘤，腹水及腹胀是继发性腹膜瘤最常见的临床症状。腹部胀痛较早出现，腹水量一般不大。查体，腹水较多者腹部膨隆，甚至呈蛙状腹，移动性浊音阳性。触诊可扪及不规则肿块，腹部穿刺抽取引流腹水为无色或淡黄色，微浑浊，也见血性腹水，提示瘤组织可能侵犯血管出血或局部组织坏死出血。PMP的特征为弥漫性腹腔内"胶状腹水"。腹水细胞学检查可见瘤细胞。

(3) 消化系统症状

可表现明显的消化系统症状，腹痛、恶心、呕吐等消化系统症状常为首发症状。肿瘤侵犯腹部消化道及其他脏器，可出现腹痛、恶心、呕吐、食欲不振和腹泻等症状，初期不明显，当疾病进展侵犯消化道引起粘连、梗阻，甚至扭转、套叠时，症状较为明显，表现为明显腹胀、腹痛、恶心呕吐等，严重者出现休克症状，当肿瘤侵犯肝胆、胰等可出现发热、黄疸、肝功不全等表现。

(4) 原发疾病症状

主要继发于胃癌、结直肠癌、卵巢癌、阑尾黏液瘤，可有这些原发肿瘤表现。

原发疾病为胃癌，可出现消化道出血、幽门梗阻、呕吐、腹痛等。为结直肠癌，可表现腹痛、腹胀、呕吐、肛门不排气、不排便等肠道梗阻症状。为卵巢癌，表现为腹胀、腹痛、月经紊乱、阴道不规则流血等，侵犯泌尿系统时可有尿频尿急症状，检查盆腔可触及肿块，因此盆腔检查和直肠指检应作为临床常规检查项目。为阑尾黏液瘤，表现为腹胀、腹痛、腹部包块、食欲不振、消瘦等症状。

2 继发性腹膜瘤的诊断方法

2.1 实验室检查

(1) 肿瘤标志物检查

肿瘤标志物有一定辅助意义,原发病为卵巢癌、胃癌、结直肠癌及阑尾黏液瘤,推荐CEA、CA125、CA199等多种标志物联合检测,为临床诊断提供参考。原发病为胃癌,常用标志物为CEA、CA125、CA199、CA724,这些标志物升高与腹膜转移呈正相关,但对腹膜转移诊断敏感性及特异性较差,仅供临床参考。

可通过CEA判断肿瘤侵袭程度,CA125评估肿瘤负荷及腹水形成,CA199判断瘤细胞增殖活性。CEA在胃肠肿瘤,特别是结直肠癌中高表达,升高明显时倾向为胃肠道来源的转移癌。CA125主要用作卵巢肿瘤的标志物,可根据CA125∶CEA比值是否大于25∶1来评估肿瘤来源。CA199与胰腺和上消化道肿瘤密切相关,但在腹膜恶性肿瘤中也有表达。

(2) 血常规和生化检查

肿瘤负荷大、病程长,多表现为消耗性病状,血液检查可发现红细胞、血红蛋白等减少,血浆白蛋白降低等,常规生化检查可发现不同异常,如转氨酶、胆红素等异常等。

(3) 大便隐血筛查

肿瘤侵犯胃肠道造成出血时，大便隐血多阳性，继发于胃肠道肿瘤的腹膜转移，阳性率更高。

(4) 腹水瘤细胞检测

对可疑患者，行腹水脱落细胞或腹腔灌洗液细胞学检查，也可行腹水细胞沉渣包埋，制成细胞蜡块、石蜡切片，必要时辅助免疫组化行腹水细胞学检查。

检测阳性者多可明确腹膜转移诊断，虽敏感性较低，阳性率50%~80%，但腹腔穿刺具有操作简便、费用低、可行性强、可重复等优点，可作为确诊的有效方式协助判断肿瘤恶性程度等。对PMP，显微镜可显示腹水中伴大量黏液形成，但其黏度较高的胶冻样腹水增加腹腔穿刺难度及影响检查阳性率。

为提高腹水癌细胞检出率可采取以下措施：①尽量取足量的腹水/灌洗液≥500ml。②多次抽取腹水或进行腹腔灌洗。③抽腹水时，嘱患者翻身、改变体位，更易抽出沉淀细胞，进而提高癌细胞检出率。

细胞蜡块技术在病理学中地位日渐突出，是将浆膜腔积液的样品离心，细胞和微小组织块被高度浓缩后用固定剂凝聚、石蜡包埋，再制成切片。除可在光镜下观察癌细胞形态学，还用于免疫细胞化学和基因检测等，对良恶性细胞、组织学类型、癌细胞来源的诊断及鉴别诊断有一定帮助，可提高病理诊断敏感性。对黏液成分较多的腹水，该法较传统细胞学检查阳性率更高。

2.2 影像学检查

（1）超声

超声检查对转移肿瘤性腹水及较大转移灶具有较高检出率，可作为腹膜转移性肿瘤诊断的辅助工具。

继发性腹膜瘤较典型的超声表现为：①腹水：腹、盆腔液性暗区，腹水量大时，可通过腹水作为声窗，较好地观察腹膜增厚、腹膜结节等转移征象。②"网膜饼"状大网膜：大网膜转移性肿瘤病变，超声显示其明显增厚、僵硬，呈"饼"状，称之为"网膜饼"征。③多发转移灶：表现为腹膜上多发、大小不等的低回声结节灶。④原发肿瘤：可发现胃肠、卵巢等脏器内的原发肿瘤。超声检查易受腹壁厚度、胃肠道气体、胃肠蠕动及检查者操作经验影响。但对小于10mm腹膜病灶检出率较低，难以作为腹膜转移的定性诊断依据。

（2）CT

CT是首选诊断方法，可观察转移灶的大小、部位、数量、性质、血供等情况，特异度达90%以上。

CT征象主要包括：①腹水：低密度液体，合并出血时，可呈高密度及分层征象。②腹膜不均匀增厚：条索状增厚或伴结节，增强扫描显示强化。③"网膜饼"状大网膜：大网膜呈结节状、污垢状改变，增厚并强化。④单发或多发转移灶：大小、形状、性质各异；原发肿瘤征象，详见各原发肿瘤对应章节。⑤肠管受侵犯：肠管不对称增厚/狭窄并强化，肠周脂肪间隙模糊、密度增高，肠系膜可见不规则增厚并强化，可合并肠梗阻。⑥其他：侵犯泌尿系统导致肾盂输尿管扩张；侵犯胆系，引起肝内、外胆管扩张等征象；肿瘤浸润使肝包膜扇形凹陷，是PMP特点。可发现腹腔脏器的原发病灶；如PMP、CT显示网膜粘连结块和黏液性腹水外，还能显示阑尾原发灶、阑尾钙化或破裂。但敏感度与癌灶大小密切相关，总体敏感度不高。当转移癌灶小于10mm时，敏感度为9%~50%；而小于5mm的结节敏感度仅为11%。

（3）MRI

一项Meta分析显示，MRI结合DWI能有效提高小转移灶检出率及诊断符合率，敏感度及特异度均达90%，效能优于CT。

MRI征象主要包括：①腹水：呈长T1长T2信号，无强化。②腹膜/网膜增厚：壁层显示稍长T1等T2信号，包括大网膜在内的各区域显示腹膜不规则增厚，T1WI增强扫描可见明显强化。③多发转移灶：结节/肿块体积、形态各异，分布不同区域，T1WI呈低信号，T2WI呈中等至高信号，T1WI增强呈明显强化，边界多不规则。④转移灶DWI：转移灶多表现弥散受限，即DWI呈明显高信号，其衍生的表观扩散系数图呈低信号。不足之处在于成像时间长，易受呼吸和运动伪影干扰，对检查依从性差的患者，MRI检查受到限制。

（4）PET/CT

PET/CT可评估FDG代谢变化，提高转移灶检出率。一项Meta分析显示，PET/CT诊断继发性腹膜瘤的敏感度为87%，特异性为92%。PET/CT显像下，继发性腹膜瘤呈FDG高摄取，常为多发癌灶，大小不一、边界不规则。PMP软组织成分少，FDG摄取低，PET/CT诊断价值有限。

（5）PET/MRI

PET和MRI提供解剖、代谢和功能信息，具有协同作用，可提高腹膜转移诊断效能。PET/MRI提供的PCI比DWI更接近实际PCI，特别是对未接受化疗的高肿瘤负荷患者。现有证据表明，术前采用PET/MRI评估腹膜转移可降低辐射暴露，但需要放射科和核医学科合作。相比PET/CT和DWI/MRI，PET/MRI的临床应用价值还需进一步研究。

（6）成纤维细胞活化蛋白抑制剂PET/CT

成纤维细胞活化蛋白（FAP）是各种恶性肿瘤诊治的潜在靶点。以^{68}Ga或^{18}F标记的喹啉类（Fibroblast

Activation Protein Inhibitor，FAPI）被开发和验证用于腹膜转移诊断。一项Meta分析显示，^{68}Ga-FAPI PET可能比FDG PET/CT更准确地确定PCI，因此可作为评估腹膜转移患者可切除性的工具，但现有研究具有高偏倚风险。目前，FAPI PET/CT的使用仅限于临床试验。为了确定FAPI的临床价值和优势，还需要大规模的比较研究和长期随访。

（7）光谱光子计数CT

光谱光子计数CT（Spectral Photon Counting CT，SPCCT）通过光子计数传感器实现单个X射线光子的直接转换和多能量窗口的光谱分离，提供了极高的空间分辨率和对比度噪声比，同时降低了辐射剂量，允许多种对比成像，与传统CT相比，SPCCT在小病灶检测方面表现出更高的敏感性和特异性，还需进一步开展相关研究。

（8）影像组学与人工智能

影像组学是一种通过计算机辅助分析图像灰阶分布、像素间关系及空间矩阵排布等肉眼无法识别的物理学信息，采用统计学方法将其转化为定量数字特征的图像分析技术。基于原发肿瘤CT影像组学特征与腹膜转移风险相关性，联合临床因素构建的影像组学模型对胃肠癌腹膜转移风险评估具有潜在应用价值，预测腹膜转移风险效能介于0.7~0.9之间。CT影像组学有潜力提高腹膜转移诊断水平。

2.3 病理学检查

继发性腹膜瘤的确诊主要依靠病理学检查，能明确肿瘤组织学类型，是确诊病理类型最直接准确的手段，对原发肿瘤判断具较高价值。

病理活检可分为影像引导下穿刺活检及腹腔镜活检，前者操作简便，收集样品较易，但少数病例可能有扩散转移风险。经CT或B超引导穿刺活检通常对诊断PMP无帮助，穿刺所获可能是无细胞性黏液，在其他继发性癌中也可能如此，因此经皮穿刺活检被选择性使用。如发现无细胞性黏液则高度提示PMP。

腹腔镜在活检同时对腹、盆腔进行探查，判断转移灶大小、数量、质地、分布情况等，为诊断提供依据。

因原发肿瘤的多样性，继发性腹膜瘤病理类型各异，具体如下。

（1）胃癌腹膜转移

1）乳头状腺癌：具有明显乳头结构，被覆以柱状或立方状癌细胞，间质少至中等，可见腺体囊性扩张。多见于胃癌早期阶段，可演变为乳头管状腺癌（若以管状癌为主，归为管状腺癌）。

2）管状腺癌：按腺管形成程度分为高及中分化型。高分化型，整个肿瘤组织显现完整清晰的腺管结构，瘤细胞呈柱状，间质少至中等。中分化型，腺管结构小或不完整，偶见筛状结构，瘤细胞呈立方形或扁平形，间质数量不等。

3）低分化腺癌：仅在局部区域见腺管形成或黏液分泌，大部分癌细胞呈片状、巢状排列，瘤细胞异型性较大，核分裂象易见，常可见坏死。

4）印戒细胞癌：主要或全部由印戒细胞组成称印戒细胞癌。癌细胞含不等量黏液，核偏位，多呈印戒状，局部可有腺管形成倾向。在腹膜转移癌中最常见。部分黏膜层内与深层浸润部分组织学分型不同，应按优势原则分型。

5）黏液腺癌（胶样癌）：含大量黏液，在间质中形成黏液池。黏液成分超过50%者可称为黏液腺癌，癌细胞飘浮其中。黏液腺癌可含有印戒细胞癌成分。

6）特殊类型：含腺鳞癌、鳞癌、肝样腺癌、未分化癌、伴淋巴样间质的癌和类癌等。

(2) 结直肠癌腹膜转移

可分为以下主要类型。

1）管状腺癌：乳头状浸润性生长，呈腺管状结构，按腺管形成占比，分高、中、低分化三类。

2）黏液腺癌：肿瘤中细胞外黏液占比超过50%，两种主要生长方式：A.腺体由柱状黏液分泌上皮组成，间质腺腔中存在黏液；B.细胞呈链状或不规则串状散在漂浮于黏液湖内。腺体间质中也可见到黏液。

3）印戒细胞癌：主要由含有胞质内黏液的癌细胞组成，在腹膜转移癌中更常见，发病更年轻，预后很差。

4）髓样癌：肿瘤组织成实片状、梁状排列，伴明显淋巴细胞浸润。胞质丰富、红染，核仁明显。常伴高微卫星不稳定性（MSI-H），属于低度恶性肿瘤。

5）鳞癌和腺鳞癌：极少见。腺鳞癌由腺癌和鳞癌两种成分组成。

6）未分化癌：呈团块状或弥漫成片生长，无腺样结构及提示向腺体分化的特征。

7）其他罕见类型：如肝样腺癌、锯齿状腺癌、微乳头状腺癌、透明细胞癌等。

(3) 卵巢癌腹膜转移

上皮性癌最常见，占80%~90%，分5个亚型：高级别浆液性癌（High Grade Serous Carcinoma，HGSC）占70%~80%、子宫内膜样癌占10%、透明细胞癌占10%、低级别浆液性癌（Low Grade Serous Carcinoma，LGSC）占5%、黏液癌占3%。

1）HGSC：关键特征为明显细胞异型性及突出的核分裂活性。胞核深染，异型性明显，大小为原来三倍以上，常见瘤巨细胞。核分裂象易见，阈值界定为每10个高倍视野核分裂象≥12；若核分裂象少，则须考虑LGSC或其他诊断。

2）卵巢子宫内膜样癌：多为低级别，肉眼表现多样，囊性或实性。组织学上类似于子宫内膜癌的低级别宫内膜样腺癌。大多具有复杂腺状、筛状和（或）绒毛状结构，呈背靠背生长、细长形或圆形腺体，管腔光滑。

3）透明细胞癌：呈囊实性，多累及单侧，较大。胞核深染，有明显异型性，可见特殊的靴钉细胞附于囊内。

4）LGSC：肿瘤呈惰性，实性或囊性，囊内或表面可有易碎乳头状赘生物。LGSC由小乳头组成，被覆癌细胞核大小相对一致，大小变化程度小于3倍。核分裂象较少，远低于HGSC，界定阈值为每10个HPF核分裂象<12。

5）黏液癌：少见，含大量黏液，在间质中形成黏液池。常发生于单侧卵巢，年轻女性较常见，多为早期，通常不引起PMP。

6）卵巢癌的罕见亚型：癌肉瘤及未分化癌，恶性程度高。上皮成分常为高级别浆液性癌。

（4）PMP

以浓聚胶样物质局限或泛发性积聚于腹部和/或盆腔、腹膜腔内为特征。大多是阑尾黏液瘤进展结果。其他原发灶包括胰腺的黏液瘤、膀胱的脐尿管和卵巢的畸胎瘤等。播散性黏液瘤的诊断术语和组织学特征具体见表3-5。分述如下：

1）低级别（G1，高分化）：对Ⅳ期阑尾黏液瘤，低级别是高分化和G1级的同义词。低级别（G1，高分化）腹膜瘤定义为具有低级别细胞学形态和缺乏侵袭性浸润的肿瘤。

低级别（G1，高分化）腹膜瘤大都源于原发性低级别黏液瘤（LAMN）。

播散性低级别（G1，高分化）腹膜瘤特征为腹膜腔内以丰富的黏液池为主。肿瘤性黏液上皮成分占肿瘤黏液性成分比例<20%。肿瘤性黏液上皮大多表现为上皮呈条索状或小巢状聚集并伴低级异型细胞学形态。淋巴结转移较罕见，如有淋巴结转移，应考虑黏液腺癌。

在诊断低级别（G1，高分化）腹膜瘤时，不会出现侵袭性浸润、印戒细胞、血管或淋巴管和腹膜侵犯，一旦出现，应考虑黏液腺癌。

播散性低级别（G1，高分化）腹膜瘤常侵入胃肠道壁内，可能累及脾脏、胰腺、卵巢、网膜和肝实质。这些器官内存在肿瘤性黏液上皮和黏液，但不足以诊断为侵袭性浸润，因为这类肿瘤典型显示"推挤性"边界而无明确侵袭性浸润。

2）高级别（G2，中分化）：高级别黏液腺癌定义为存在高级别异型细胞学形态，但缺乏印戒细胞。高级别异型细胞学的细胞结构标准与其他胃肠道相同，包括胞核增大，核圆形，核膜和染色质不规则，显著核仁，核分裂象易见，明显（全层）核复层，核极性丧失和腺体复杂性（筛状腺体、"背靠背"腺体和腔内乳头簇）。

高级别（G2，中分化）黏液腺癌能证实弥漫性高级别异型细胞学或能显示低级别和高级别异型细胞区混合。播散性阑尾黏液瘤内的细胞学分级可能具有异质性，低级别异型细胞区与明确的高级别异型细胞区混合，这种异质性提示腹膜瘤灶需大量取材以行组织学评估。浸润性、破坏性侵犯见于几乎所有高级别（G2，中分化）黏液腺癌中。

在播散性肿瘤内组织学评估破坏性侵犯可能困难。高级别（G2，中分化）黏液腺癌常证实有高的肿瘤细胞密度。后者定义为肿瘤性黏液上皮成分占肿瘤黏液成分比例>20%。整个切片瘤细胞密度的评估最好观察整个病例的所有切片，且最好在低倍镜下确认。低倍镜下评估细胞密度常是诊断高级别（G2，中分化）黏液腺癌的组织学线索。不同于低级别（G1，高分化）肿瘤，约20%高级别（G2，中分化）黏液腺癌可见淋巴结转移。

3）高级别（G3，低分化）黏液腺癌：这种肿瘤通常来源于异质性阑尾腺癌，最常见的特征性表现为存在印戒细胞成分。大多数肿瘤有>95%印戒细胞，少数病例显示腺体和印戒细胞形态混合。

浸润性、破坏性侵犯和高肿瘤密度见于几乎所有高级别（G3，低分化）黏液腺癌中。

不同于高级别（G2，中分化）黏液腺癌，约70%高级别（G3，低分化）黏液腺癌有淋巴结转移，大多数病例有血管及淋巴管和腹膜侵犯。罕见情况下，G3级腺癌呈实性、片状生长。

表3-5 播散性黏液性肿瘤的诊断术语和组织学特征

诊断术语	PSOGI 同义词	组织学特征
无细胞性黏液	无细胞性黏液	大量黏液但无肿瘤上皮，需要广泛取材进行评估
低级别黏液性肿瘤（G1，高分化）	腹膜低级别黏液性癌或DPAM	含有细胞学低级别黏液性上皮的大量黏液积聚。肿瘤性黏液上皮少，占肿瘤体积<20% 必须缺乏以下特征： 高级别细胞学；浸润到邻近组织；血管淋巴管或神经周围侵犯，印戒细胞成分
高级别（G2，中分化黏液性腺癌）	腹膜高级别黏液性癌或PMCA	高级别细胞学特征存在。可显示低级别和高级别细胞学。浸润到邻近组织。肿瘤性黏液上皮丰富（占肿瘤体积>20%）
高级别（G3，低分化黏液性腺癌伴印戒细胞）	腹膜高级别黏液性癌伴印戒细胞或PMCA-S	存在印戒细胞成分（≥10%），也存在浸润到邻近的组织，肿瘤性黏液上皮丰富（占肿瘤体积>20%） 伴退变改变的肿瘤细胞具有印戒细胞样形态和肿瘤体积<10%不应考虑为G3

注：PSOGI：腹膜表面肿瘤国际协作组联盟；DPAM：播散性腹膜腺黏液病；PMCA：腹膜黏液性癌病；PMCA-S：腹膜黏液性癌病伴印戒细胞

2.4 腹腔探查

(1) 腹腔镜探查

腹腔镜技术的临床应用，已成为诊断原发性及继发性腹膜瘤的重要手段。腹腔镜寻找肿瘤结节相对容易，对原发肿瘤侵犯浆膜层或脏层腹膜者具有较高检出率，容易获得病理学样本以确诊。可通过微创技术先行探查、冲洗查找脱落瘤细胞、活检明确诊断，并评估能否在腹腔镜或剖腹下行满意CRS，以及是否进行先期化疗，同时能避免不必要剖腹探查术，指导选择剖腹手术切口及术式。腹腔镜检查创伤小，并发症少，恢复快，被临床广泛认可。

腹腔镜探查术可取组织活检以判断腹膜瘤的来源及病理类型，评估可否进行CRS、CRS程度及后续治疗。亦可对腹膜瘤及其引起的恶性腹水进行置管HIPEC治疗。同时可了解脏器受累及淋巴结转移状况，在取得病理诊断同时可行手术治疗。在诊断、鉴别诊断及治疗中具重要应用，是确诊病理类型最直接、准确的手段，对原发肿瘤的诊断及治疗具较高价值。

腹腔镜可弥补影像学不足，发现肉眼腹膜转移及腹腔内隐蔽性转移，在直视下观察肿瘤部位、大小、浸润范围，进行腹膜瘤指数评分，评估可否进行CRS。但存在以下不足：①少量观察死角，对特殊部位如肠系膜间肿物、结节等观察不清；存在活检假阴性可能。②缺乏触感，无法评估周围脏器受侵程度，对原发灶可切除性评估价值有限。

应注重不同腹膜病变的鉴别。胃癌腹膜转移可表现为散在、不均匀灰白结节，或部分成片融合，常见于膈顶、肠系膜、盆壁等，也可伴有网膜挛缩增厚、深黄色或淡血性腹水。腹膜结核表现为腹膜弥漫密布、均匀的隆起样结节伴表面黏液、草绿色腹水。

需严格按照顺序探查，肿瘤位于胃后壁，探查是否浸透浆膜和累及邻近结构固定，可用电钩切开胃结肠韧带，进入小网膜囊以探查横结肠系膜及胰腺被膜是否受侵。用长直钳将左肝外叶抬起，暴露胃小弯侧，观察肿瘤是否浸透浆膜及小网膜受累等。检查结束后应妥善关闭穿刺孔，注意无瘤操作，防止经穿刺路径形成皮下、肌肉间种植。

（2）剖腹探查术

剖腹探查术是外科医师用来寻找病因或确定病变程度而采取相应手术的检查和/或治疗方法。创伤大应谨慎选择，在腹腔镜探查有困难时可考虑。对临床难以确诊的腹膜肿物，可通过剖腹探查来实现疾病的诊断甚至治疗。

对一些位置较深的腹膜瘤，腹腔镜检查可能无法达到临床所需要求。剖腹探查术可直接观察到腹膜、大网膜、肠系膜及腹腔脏器表面的结节、斑块、肿物，在取得病理诊断同时可行手术治疗。剖腹探查有一定劣势，如开腹手术造成刀口较大，创伤较大，现临床应用越来越少。

3 诊断标准与鉴别诊断

3.1 继发性腹膜瘤的诊断标准

对已接受手术治疗或其他治疗的恶性肿瘤，发生腹膜转移的诊断较为容易，常结合CT等影像学检查能迅速确诊。对出现不明原因腹部肿块、腹水者，尤其腹部肿块多发者，应考虑继发性腹膜瘤可能，结合影像学检查、血清肿瘤标志物、腹水细胞学检查等整合判断，原发肿瘤证据以及病理活检支持则是确诊最重要依据。高度可疑者可尽早行腹腔镜检查或剖腹探查，及早治疗。

诊断主要依据：①原发肿瘤病史：明确原发的腹腔内器官或其他部位的肿瘤史。②症状：腹水、腹痛、腹部包块、贫血和体重进行性下降等。③影像学诊断：CT、MRI、PET/CT等影像学证据支持继发性腹膜瘤诊断。④腹水/腹腔冲洗液细胞学检查：检出瘤细胞。⑤穿刺活检、腹腔镜下或开腹手术直视下组织活检：支持继发性腹膜瘤的诊断。

3.2 继发性腹膜瘤的鉴别诊断

继发性腹膜瘤常有原发瘤病史，或初诊发现原发瘤影像学证据。CT征象类似于MPM，但MPM多有石棉接触史，组织钙化较腹膜转移癌明显，淋巴结转移少见。腹膜转移癌还应与原发性腹膜癌相鉴别，临床上较易将原发性腹膜浆液性腺癌诊断为卵巢浆液性腺癌转移，应当结合病史以及病理活检结果进行排除。

（1）结核性腹膜炎

结核性腹膜炎与继发性腹膜瘤主要有以下区别：①结核可有较长时间低热，行腹水结核杆菌检测阳性、结核菌素试验阳性。②结核性腹膜炎导致肿大淋巴结中心容易发现钙化灶或坏死灶，CT等检查注意分辨。③结核产生的腹水密度较大，CT值多处于20~45 HU之间。④另外结核性腹膜炎可发现肝脾粟粒样微脓肿等征象。

（2）肝癌腹水

部分患者因出现腹水而确诊肝癌，根据患者体征、影像学检查鉴别不难。

（3）腹膜炎性假瘤

主要由纤维成分构成，临床罕见，特征表现为MRI检查T1WI、T2WI均呈低信号。

（4）原发性硬化性腹膜炎

极少见，主要发生于长期腹膜透析者，根据病史及相关影像学检查鉴别不难。

第三节 原发性腹膜瘤相关分期标准及评分量表（继发性腹膜瘤的分期参考原发性腹膜瘤分期）

1 AJCC分期（第八版）

适用于卵巢、输卵管肿瘤和原发性腹膜癌，见表3-6。

表3-6 AJCC分期

T分期		
TNM	FIGO	
Tx		原发肿瘤无法评估
T0		无原发肿瘤证据
T1	Ⅰ	肿瘤局限于（单侧或双侧）卵巢（输卵管）
T1a	ⅠA	肿瘤局限于一侧卵巢（输卵管），包膜完整，腹水或腹腔冲洗液中无恶性细胞
T1b	ⅠB	肿瘤局限于一侧或两侧卵巢（输卵管），包膜完整，卵巢或输卵管表面无肿瘤，腹水或腹腔冲洗液中无恶性细胞
T1c	ⅠC	肿瘤局限于一侧或两侧卵巢（输卵管），有下列特征之一
T1c1	ⅠC1	术中包膜破裂
T1c2	ⅠC2	术前包膜破裂或者卵巢（输卵管）表面有肿瘤
T1c3	ⅠC3	腹水或腹腔冲洗液中有恶性细胞
T2	Ⅱ	一侧或两侧卵巢，有盆腔浸润和/或种植

续表

T分期		
T2a	ⅡA	直接浸润和/或种植到子宫和/或输卵管，和/或卵巢
T2b	ⅡB	直接浸润和/或种植到盆腔其他组织
T3	Ⅲ	一侧或两侧卵巢（输卵管/腹膜癌），伴镜下证实的盆腔以外的腹膜转移，和/或腹膜后（盆腔和/或腹主动脉旁）淋巴结转移
T3a	ⅢA	镜下可见的盆腔外腹腔转移，伴或不伴有腹膜后淋巴结转移
T3b	ⅢB	肉眼可见的盆腔外腹腔转移，转移灶最大径小于或等于2cm，伴或不伴腹膜后淋巴结转移
T3c	ⅢC	肉眼可见的盆腔外腹腔转移，转移灶最大径大于2cm，伴或不伴腹膜后淋巴结转移
N分期		
NX		区域淋巴结情况无法评估
N0		无区域淋巴结转移
N0（i+）		区域淋巴结中发现的肿瘤细胞直径≤0.2mm
N1	ⅢA1	有腹膜后淋巴结转移（组织学证实）
N1a	ⅢA1i	转移灶最大径≤10mm
N1b	ⅢA1ii	转移灶最大径>10mm
M分期		
M0		无远处转移
M1	Ⅳ	远处转移，包括胸腔积液癌细胞学阳性，肝脏、脾脏实质的转移，腹腔外器官的转移（包括腹股沟淋巴结及腹腔外淋巴结），肠壁受累
M1a	ⅣA	胸腔积液癌细胞学阳性
M1b	ⅣB	肝脏、脾脏实质的转移，腹腔外器官的转移（包括腹股沟淋巴结及腹腔外淋巴结），肠壁受累

2 腹膜瘤病理分期

见表3-7。

表3-7 腹膜瘤病理分期

分期	T	N	M
Ⅰ	T1	N0	M0
ⅠA	T1a	N0	M0
ⅠB	T1b	N0	M0
ⅠC	T1c	N0	M0
Ⅱ	T2	N0	M0
ⅡA	T2a	N0	M0
ⅡB	T2b	N0	M0
ⅢA1	T1/T2	N1	M0
ⅢA2	T3a	N0/N1	M0
ⅢB	T3b	N0/N1	M0
ⅢC	T3c	N0/N1	M0
Ⅳ	AnyT	AnyN	M1
ⅣA	AnyT	AnyN	M1a
ⅣB	AnyT	AnyN	M1b

3 腹膜瘤指数（PCI）分期

腹膜瘤指数（PCI）是目前临床常用的腹膜瘤分期系统。该法将腹部分成13个区域：采用通过两侧肋弓最低点的水平线、两侧髂前上棘最高点的水平线及双侧锁骨中线将腹腔分为9个区域（0~8），即：左、右上腹，上腹部，左、右腰部，中央区，左、右髂窝以及盆底部；小肠分为4个区域（9~12），即：空肠上、下段，回肠上、下段。共分13个区域，对每个区域病灶大小（Lesion Size，LS）进行评分。各区LS分值累加即为PCI评分，总评分为0~39分。

区域内肿瘤LS评分：

（1）无肉眼可见肿瘤，记0分。

（2）瘤径<0.5cm，记1分。

（3）瘤径0.5~5.0cm，记2分。

（4）瘤径>5.0cm或肿瘤融合，记3分。

当PCI>20时则应谨慎考虑手术。PCI指数与长期生存率密切相关，不仅对预测生存率、并发症发生率和病死率有重要参考价值，且与CRS、HIPEC等治疗的疗效密切相关。尽管要检测弥漫性腹膜转移数量缺乏可操作性，但PCI指数仍是相对合理的一种腹膜瘤严重程度评价方法。

第四章

腹膜瘤的治疗

腹膜瘤根据不同来源肿瘤,治疗方式选择不尽相同,但以CRS联合HIPEC为主的外科整合治疗可显著改善预后,获得较为满意疗效。

化疗是最常用的辅助治疗手段,靶向治疗、免疫治疗、放疗、中医药治疗及营养支持等根据患者情况也可选择性应用。

本指南推荐的主要疗法是CRS+HIPEC,其他疗法另行介绍。

表4-1 腹膜瘤的治疗方法

常规方法	CRS
	HIPEC
	化疗
其他方法	靶向治疗
	免疫治疗
	放疗
	中医中药治疗
	营养支持治疗

第一节　CRS联合HIPEC

CRS联合HIPEC用手术切除、热疗、局部化疗和腹腔灌洗的方法，为腹膜瘤创立了一种全新整合治疗策略。CRS可切除腹腔肉眼可见瘤灶，HIPEC对术后残留微小癌灶有清除杀伤作用，对腹膜瘤及所致恶性腹水有独特疗效。

1　CRS

（1）CRS定义

CRS指通过手术尽可能完全地将腹腔内肉眼可见肿瘤切除，降低肿瘤负荷。即从腹膜壁层和脏层切除所有肿瘤，包括受影响的器官或组织和腹膜，以及相关区域淋巴结清扫，目标是将残余肿瘤最大径减小到0.25cm以下。

整合围术期治疗、患者整体状况、腹膜扩散程度、病灶远处转移及手术风险和并发症等因素，不是所有病灶都能被清除。患者在接受CRS前，应行全面评估并记录PCI。

（2）CRS方法

CRS指肿瘤所受累器官、组织和腹膜的完整切除，推荐CRS肿瘤切除顺序为：肝圆韧带、大网膜、小网膜、右上腹、左上腹、膈面腹膜、侧壁腹膜、右髂窝、左髂窝、盆底腹膜和小肠系膜。

最大程度上CRS需要的操作有：①壁层腹膜行区域性整片剥脱术。②脏层腹膜和病变器官行切除术。③胆囊窝、脾窝、道格拉斯腔等处易形成肿瘤种植，结合患者整体情况，对已发生病变的胆囊、脾脏、直肠及子宫附件等进行切除。

出现脏层腹膜受侵，需联合切除部分胃、小肠或结直肠等器官。如胃窦部在幽门处固定于后腹膜，瘤细胞通过网膜孔常在幽门下间隙聚集，进而造成胃流出道梗阻，当小网膜和幽门下间隙的肿瘤融合时，需行全胃切除术以达满意CRS。回盲部活动度范围较小，出现瘤细胞侵犯时，需切除末段回肠及右半结肠。出现盆腔受侵时，瘤细胞常侵犯至乙状结肠、直肠，盆腔腹膜切除术则需剥离盆腔侧壁腹膜、膀胱表面腹膜，以及切除部分乙状结肠、直肠等。

（3）CRS评价标准

CRS术后进行细胞减灭程度（Completeness of Cytoreduction，CCR）评估，一般采用CCR评分法。

具体评分细则为：①CCR-0分：术后无肉眼可见瘤结节。②CCR-1分：残余瘤直径<0.25cm。③CCR-2分：残余瘤直径0.25~2.5cm。④CCR-3分：残余瘤直径>2.5cm或腹部任何部位存在无法切除的病灶。

残余瘤灶直径小于0.25cm（CCR-0和CCR-1）即

视为满意CRS。

2 HIPEC

（1）HIPEC定义

HIPEC指将含化疗药物的灌注液加热到治疗温度、灌注到患者腹腔内并维持一定时间，以预防和治疗腹膜瘤及其引起的恶性腹水的一种治疗技术。已应用于胃癌、结直肠癌、卵巢癌、肝胆胰癌、PMP和MPM等继发及原发性腹膜瘤的治疗。

（2）HIPEC原理

1）癌细胞处于43℃环境中，持续被液体浸泡和冲刷，可出现不可逆热损伤，正常组织能在47℃高温中耐受1小时，利用不同组织温度耐受差异以特定温度进行肿瘤的定向杀伤。

2）HIPEC的多重热效应，可导致肿瘤血管形成血栓、抑制肿瘤血管再生和破坏瘤细胞稳态，造成瘤细胞变性坏死。

3）热疗能增强化疗药物对瘤细胞的毒性，强化药物的敏感性和渗透作用。

4）腹腔持续灌洗，可对腹腔内游离癌细胞和腹膜微小病灶起到物理冲刷作用，清除腹腔残留癌细胞和游离癌灶。

5）热休克蛋白能在温热效应下被进一步激活，

诱发机体控瘤免疫作用，导致肿瘤蛋白变性。

（3）HIPEC技术方法

开放式HIPEC和闭合式HIPEC。

开放式是指在开腹治疗或探查结束放置热灌注治疗管，2根出水管及2根进水管共4根，在开放状态下持续腹腔冲洗灌注，过程中可在人为操作下动态搅动腹腔内灌流液，保证灌流液温度均衡和腹腔内间隙充分浸泡。

闭合式用于腹腔镜治疗或探查结束后，在腹腔镜或开腹直视下放置4根灌注管，2进2出，在腹腔关闭状态下持续腹腔冲洗灌注。

（4）HIPEC技术标准参数操作细则

1）开放式或闭合式：开放状态下或关闭腹腔后。

2）化疗药物：原发肿瘤敏感药物，同时穿透性高、分子量大、腹膜吸收率低、与热效应有协同作用、腹膜刺激性小。

3）化疗药物剂量：参考系统化疗剂量。

4）温度：43±0.1℃。

5）时间和次数：60~90min，每次治疗间隔不小于24小时；预防性：1~2次，治疗性：1~3次，可酌情行3~5次。

6）容量：$2L/m^2$，有效灌注液一般为4~6L，以腹腔充盈为原则。

7）速度：400~600ml/min。

（5）HIPEC适应证与禁忌证

适应证：①年龄20~75岁，超过75岁但一般情况良好者，也可酌情考虑。②KPS评分>70分。③术中游离癌细胞检测阳性。④腹膜转移（PCI<20）。⑤高危腹膜播散患者，如T3、T4期肿瘤、淋巴结转移、腺癌伴印戒细胞癌、肿瘤穿孔/破裂、侵及邻近器官或伴有血管/淋巴管癌栓、神经侵犯等。

禁忌证：①年龄>75岁或<20岁，为相对禁忌证。②吻合口存在水肿、缺血、张力大等愈合不良因素。③各种原因所致患者腹腔内广泛粘连。④术前常规检查发现远处器官（肝脏、肺、脑或骨等）多处转移。⑤小肠系膜中、重度挛缩或伴有常规手术的明显禁忌证。

（6）HIPEC药物与灌注液选择

腹腔内给药比静脉给药具有更佳药代动力学活性，药物须有直接细胞毒活性，与热疗有协同作用且全身毒性低。根据化疗药物的特性、患者情况、肿瘤敏感性选择合适药物行HIPEC治疗（具体药物详见后续各肿瘤分述）。药物剂量原则上以系统化疗为准，可根据年龄、身体状况、耐受性和骨髓增生能力等适当调整。使用顺铂常规行水化处理，硫代硫酸钠可缓解顺铂肾毒性，使用紫杉醇常规预防过敏。

灌注液一般选择有生理盐水、5%葡萄糖、蒸馏水等，液体总量2L/m²，有效灌注液控制在4~6L为宜，以保持腹腔充分灌注、构建完整循环系统为原则。卡铂和奥沙利铂由于其特殊性，生理盐水稀释易导致药物疗效不稳，故用5%葡萄糖作为稀释液，但患有糖尿病者，需慎重或不用。

（7）HIPEC治疗模式

HIPEC临床应用逐渐精细化、规范化，国内学者研发了高精度、大容量、恒温灌注、持续循环等优点的中国腹腔热灌注化疗（China Hyperthermic Intraperitoneal Chemotherapy，C-HIPEC）技术，并提出了肿瘤治疗的C-HIPEC模式，包括预防模式、治疗模式和转化模式：

1）预防模式，肿瘤根治术（Curative Intent Surgery，CIS）CIS+HIPEC，即C-HIPEC，适用于接受CIS后的腹膜转移高危人群。HIPEC治疗可预防性清除微小、亚临床病灶及腹腔游离癌细胞，预防腹膜瘤的发生，提高治愈率。

2）治疗模式，CRS+HIPEC，即C-HIPEC，适用接受CRS术后的腹膜瘤患者。经HIPEC治疗，争取使细胞减灭程度满意（CCR-0、CCR-1）者实现临床治愈，非满意（CCR-2、CCR-3）者延长生存期及提高生活质量。

3）转化模式，Conversion+HIPEC，即 C-HIPEC，适用首诊伴大量腹水或腹腔广泛转移者。经过 HIPEC 联合全身治疗后，肿瘤病灶减少和缩小，争取转化为 CRS+HIPEC。

第二节 原发性腹膜瘤的治疗

原发性腹膜瘤的治疗包括原发性腹膜癌和 MPM 的治疗。

1 原发性腹膜癌的治疗

原发性腹膜癌推荐以 CRS+HIPEC 为主的整合治疗，术后根据病理学诊断进行分期和分级选择化疗方案。全面评估患者情况，能达满意 CRS 者可先行 CRS+HIPEC，再行辅助化疗；不能满意 CRS，可先行新辅助化疗（2~3周期），肿瘤退缩达手术要求，及时行 CRS+HIPEC，术后继续辅助化疗（共6~8周期）。

1.1 CRS+HIPEC

原发性腹膜癌的术式以 CRS 为主，力争将腹膜壁层和脏器上所有能肉眼识别的肿瘤彻底切除，达满意 CRS。不能彻底切除则应使残余瘤直径尽量控制在 1cm 以内。行 CRS 术后，无明显禁忌证，均建议 HIPEC 治疗。HIPEC 常用推荐化疗药物有：奥沙利铂、丝裂霉素、顺铂、多西他赛、吉西他滨、伊立替康等。

1.2 化疗

生物学行为与晚期卵巢癌具相似组织学和临床特征及扩散模式，治疗原则参照卵巢癌化疗方案。根据2024年卵巢癌NCCN指南，卵巢癌的一线化疗为TC方案（紫杉醇175mg/m²+卡铂 AUC 5~6 ± 贝伐珠单抗7.5mg/m²或15mg/m²，至少6疗程），化疗达CR/PR者用贝伐珠单抗维持治疗，也被推荐用于原发性腹膜癌患者的治疗。手术风险高者可考虑先行新辅助治疗，方案采用静脉TC方案化疗。

1.3 靶向治疗

铂类药物敏感者，贝伐珠单抗联合以铂类为基础的化疗也可作为该类患者首选。复发患者如对以铂类为基础的化疗+贝伐珠单抗治疗达到CR/PR，可继续使用贝伐珠单抗作为维持治疗。部分患者有BRCA突变或多元重组修复缺陷（Homologous Recombination Deficiency，HRD），可选择聚腺苷二磷酸核糖聚合酶（Poly ADP Ribose Polymerase，PARP）抑制剂维持治疗。

1.4 放疗

放疗在原发性腹膜癌中较少使用，当患者存在手术及化疗禁忌证时，或局部症状较为明显，可考虑使用，多为减轻疼痛及症状的姑息性放疗。方式包括外照射和放射性粒子植入，方案的决定及剂量选择因人而异，建议经过多学科整合诊治（MDT to HIM）团队讨论决策。

30Gy/15F 的全腹腔照射治疗（whole abdominal radiation therapy，WART）可能有助于 CRS 术后患者，但由于肝脏、肾脏和肠道的放疗耐受性严重限制了辐射剂量，WART 只在小部分患者中体现显著疗效，特别是 CCR-0 的早期非浆液性腹膜癌。

2　MPM 的治疗

MPM 推荐以 CRS+HIPEC 为主的整合治疗。CRS 尽可能切除腹腔内肉眼可见的肿瘤病灶，HIPEC 可清除术后残留的游离癌细胞、微小转移结节及亚临床病灶，化疗、放疗及靶向治疗等在 MPM 的整合治疗中起辅助作用。

2.1　CRS+HIPEC[a]

MPM 应尽早行 CRS 治疗，完整切除肿瘤。瘤体较大且播散程度较广时，尽量切除主要瘤体，减轻肿瘤负荷。病情进展导致肠梗阻，无法切除主要瘤体时，考虑行肠造瘘术，缓解肠梗阻。再次复发如无手术禁忌证，仍可积极手术治疗。

MPM 患者 CRS 手术联合 HIPEC 疗效显著。MPM 行 HIPEC 的化疗药物种类有：顺铂、培美曲塞等。

注a：

①2009年J Clin Oncol报道一项8个国际多中心405例MPM临床研究（中位PCI评分：20分），372例接受CRS+HIPEC，其中位生存期达56个月。

②2014年在荷兰阿姆斯特丹召开的第九届腹膜表面肿瘤国际大会上，腹膜表面肿瘤国际协作组联盟（Peritoneal Surface Oncology Group International，PSOGI）正式提出了CRS+HIPEC策略作为MPM的标准治疗方案。

③2015年，国际权威医学期刊《CA Cancer J Clin》总结了治疗的最新进展，对接受满意CRS手术联合HIPEC治疗的MPM，平均生存期为38至90个月或以上，接受系统化疗仅为12个月。

2.2 化疗

不能手术的MPM，可参考2024年腹膜间皮瘤NCCN指南推荐，一线方案可选择：培美曲塞+顺铂、培美曲塞+顺铂+贝伐珠单抗。对顺铂不耐受者可选卡铂替代。在特定情况下，一线化疗方案还可选择：吉西他滨+顺铂、培美曲塞单药、长春瑞滨单药治疗。虽然吉西他滨联合顺铂对MPM有效，但3-4级中性粒细胞减少发生率为60%，建议谨慎选择。

二线方案可选择免疫治疗（单药或双免）。如果一线培美曲塞疗效好，二线仍可选择培美曲塞跨线化疗。吉西他滨或长春瑞滨单药也可作为二线化疗药物备选。CRS+HIPEC的术前新辅助和术后辅助化疗是否给患者带来获益仍需证实。

2.3 靶向治疗

靶向治疗未取得突破性进展。患有EGFR基因过表达、ALK、BAP1、NF2和ALK基因突变者，相关药物尼达尼布、EZH2抑制剂、ALK抑制剂Ⅰ/Ⅱ期临床试验都展示良好临床前景，但暂无突破性Ⅲ期临床试验结果。

2.4 免疫治疗

参考胸膜间皮瘤临床研究结果和2024年腹膜间皮瘤NCCN指南推荐，对双相性或肉瘤样间皮瘤，纳武利尤单抗+伊匹木单抗为首选免疫治疗方案。如果MPM患者一线方案选择化疗，二线可选择纳武利尤单抗±伊匹木单抗免疫治疗。

2021年一项PD-L1抑制剂阿替利珠单抗+贝伐珠单抗二线治疗MPM的Ⅱ期临床研究显示，阿替利珠单抗+贝伐珠单抗的ORR为40%，1年OS为85%。目前该方案仅适用于前线未接受免疫治疗者。

2.5 放疗

放疗价值目前仍无法确定。部分研究证实术后或化疗后全腹部放疗能提高中位OS，改善生活质量，但疗效有限，且腹腔重要脏器耐受性差、诸多不良反应

（肠粘连、肠梗阻）是阻碍放疗在MPM应用的主要原因。建议使用放疗需经MDT to HIM讨论，以确定相应的放疗技术和剂量。

第三节　继发性腹膜瘤的治疗

1　胃癌腹膜转移的治疗

胃癌腹膜转移常继发于进展期胃癌，由原发灶突破浆膜直接种植或经淋巴结、血行播散形成。病情较为复杂，涉及多个脏器，对多系统造成影响，预后不佳，是造成晚期胃癌死亡的首要原因，转移程度越严重，预后越差。自然病程极短，中位OS一般不超过1年，合并其他转移者OS只有3.3个月。治疗目标主要为减轻痛苦、改善生活质量及延长生存期。选择CRS+HIPEC、全身化疗、腹腔化疗、分子靶向治疗、免疫治疗等为主的整合治疗。

1.1　CRS+HIPEC

满意的CRS常限于早期侵犯区域较小或转移病灶较局限的胃癌腹膜转移，提高早期检出率对能否获得满意手术疗效极为重要。但很多患者发现时已是弥漫性腹膜转移，难达满意手术切除，合并其他脏器转移时更是如此。常用姑息性手术减轻肿瘤负荷，缓解症状，降低原发灶出血、穿孔等并发症风险，为整合治疗争取机会。HIPEC治疗胃癌腹膜转移常选用奥沙利铂、丝裂霉素、顺铂、多西他赛、伊立替康等。

（1）预防模式：CIS+HIPEC

伴腹膜转移高危因素的胃癌，接受根治术切除后，行1~2次HIPEC治疗，可清除术中游离癌细胞和亚临床病灶，目前多项临床研究显示可提高生存率，尚需进一步Ⅲ期研究证实。

（2）治疗模式：CRS+HIPEC[b]

适用于腹膜转移较为局限、PCI分数较低（<20分）及耐受较佳者，CRS联合HIPEC在不增加手术并发症和死亡率情况下，尤其是腹膜转移较局限且获满意CRS者，经过HIPEC治疗可显著提高生存率。

（3）转化模式：Conversion+HIPEC[c]

适用于首诊伴广泛腹膜转移或合并大量腹水的胃癌腹膜转移者，HIPEC作为一种转化治疗，可清除或缩小转移癌结节，联合全身治疗使腹膜转移及原发病灶减少和缩小，转化为CRS+HIPEC，改善生活质量和提高生存率，尚需进一步Ⅲ期研究证实。

注b：

①前瞻性临床研究结果表明，与CRS组6.5个月相比，CRS+HIPEC治疗组中位生存期明显延长，为11.0个月。

②2019年，J Clin Oncol报道一项胃癌腹膜转移的

临床研究，CRS+HIPEC组中位生存时间18.8个月，5年OS达19.9%，显著优于对照组12.1个月及5年OS 6.4%。

③2024年胃癌NCCN指南：HIPEC可能对经严格选择的低负荷腹膜转移患者有效，需进一步开展临床研究。

注c：

①2019年，一项71例胃癌腹膜转移行腹腔镜下HIPEC治疗的报道：腹腔镜腹腔热灌注化疗（LS-HIPEC）是一种治疗胃癌腹膜转移的新策略，对患者是安全的，可能有助于行胃切除术。

②2020年，国内多中心临床数据显示，HIPEC可将胃癌腹膜转移中位生存期从10.8个月提升至15.9个月，3年OS提高了8.3%，有望提高患者转化成功率。

③国内多个专家共识推荐对胃癌腹膜转移行HIPEC治疗。

1.2 化疗

全身系统化疗是晚期胃癌的有效治疗方式，可控制病情进展、缓解症状，降低分期，增加手术切除率，提高总体疗效。以氟尿嘧啶类作为基础，联合铂类和/或紫杉醇类组成两药/三药方案。

（1）一线治疗方案

①XELOX（3周/疗程）：奥沙利铂130mg/m² 静滴

d1；卡培他滨 1000mg/m² bid 口服 d1~14。

②FOLFOX（2周/疗程）：奥沙利铂 85mg/m² 静滴 d1；亚叶酸钙 400mg/m² 静滴 d1；5-Fu 400mg/m² 静滴 d1，后续为 2400~3600mg/（m²·d）civ 46h。

③SOX（3周/疗程）：奥沙利铂 130mg/m² 静滴 d1；替吉奥 40mg/m² bid 口服 d1~14。

④DF（4周/疗程）：顺铂 75~100mg/m² 静滴 d1；氟尿嘧啶 75~1000mg/m² 持续泵入 d1~4。

⑤DCF方案（2周/疗程）：

A. 多西他赛 40mg/m² 静滴 d1；亚叶酸钙 400mg/m² 静滴 d1；5-Fu 400mg/m² 静滴 d1，后续为 1000mg/（m²·d）civ d1-2；顺铂 40mg/m² 静滴 d3。

B. 多西他赛 50mg/m² 静滴 d1；奥沙利铂 85mg/m² 静滴 d1；5-Fu 1200mg/（m²·d）civ d1-2。

注：其他化疗方案参考 2024 年 NCCN 胃癌指南的"全身治疗原则"。

（2）二线治疗方案

①紫杉醇/多西他赛单药

A. 多西他赛 75~100mg/m² 静滴 d1，3周一疗程；

B. 紫杉醇 135~250mg/m² 静滴 d1，3周/疗程；或紫杉醇 80mg/m² 静滴 d1，每周给药 1 次，4周一疗程；或紫杉醇 80mg/m² 静滴 d1，d8，d15，4周/疗程。

②伊立替康单药

伊立替康 250~350mg/m² 静滴 d1，3 周/疗程；或伊立替康 150~180mg/m² 静滴 d1，2 周/疗程；或伊立替康 125mg/m² 静滴 d1，d8，3 周一疗程。

注：其他化疗方案请参考 2024 年 NCCN 胃癌指南的"全身治疗原则"。

1.3 腹腔化疗

将化疗药物直接输入腹腔作用于瘤细胞，无需经过血-腹膜屏障，可与病灶充分接触发挥作用。PHOENIX 研究是首个关于胃癌腹膜转移行腹腔化疗的Ⅲ期临床研究，提示中等量以上腹水患者可获显著生存获益，为患者提供了一种新的治疗思路，即新辅助腹腔内联合全身化疗（Neoadjuvant Intraperitoneal and Systemic chemotherapy，NIPS），国内多项研究进一步证实了其安全性和有效性，NIPS 具有一定应用前景，但需开展大样本前瞻性随机对照临床研究。

1.4 靶向治疗

（1）一线治疗方案

主要作为补充治疗方式。曲妥珠单抗以 HER-2 为靶点，可诱导瘤细胞死亡，抑制瘤细胞增殖。根据 2024 年 NCCN 胃癌诊疗指南，对 PD-L1 CPS≥1 患者，推荐帕博利珠单抗+曲妥珠单抗+XELOX 或 DF 方案；对 PD-L1 CPS<1 患者，推荐曲妥珠单抗+XELOX 或 DF

方案。

（2）二线治疗方案

雷莫芦单抗（抗VEGFR2单抗）单药或联合紫杉醇被2024年NCCN胃癌指南（1类证据）推荐为二线治疗方案，具体剂量为：雷莫卢单抗8mg/kg，静滴，d1和d15 + 紫杉醇80mg/m^2，静滴，d1，d8，d15，每4周为一周期；雷莫卢单抗8mg/kg，单药，静滴，d1，每2周为一周期。此外，根据DESTINY-Gastric 01和02研究结果，针对HER2靶向抗体药物偶联物（ADC）德曲妥珠单抗单药获得了2024年NCCN胃癌诊疗指南的二线及以上治疗推荐。

（3）三线治疗方案

甲磺酸阿帕替尼（VEGFR-2小分子酪氨酸激酶抑制剂）被推荐为晚期胃癌或食管胃结合部腺癌三线或三线以上治疗方案，无论HER2的表达。

根据国产ADC药物维迪西妥单抗的C008研究和德曲妥珠单抗在中国开展的DESTINY-Gastric 06研究结果，目前维迪西妥单抗和德曲妥珠单抗均作为HER2阳性晚期胃癌三线及以上治疗方案。

此外，2024年NCCN胃癌诊疗指南推荐使用恩曲替尼或拉罗替尼、达拉非尼和曲美替尼、赛普替尼分别治疗NTRK基因融合的、BRAF V600E突变、RET基因融合的晚期胃癌患者。

1.5 免疫治疗

近3年国内外多项Ⅲ期RCT研究证实HER2阴性的晚期胃癌一线治疗是免疫联合XELOX或FP方案化疗，其中免疫药物可使用纳武利尤单抗、帕博利珠单抗、信迪利单抗、替雷利珠单抗或舒格利单抗，无论PD-L1的表达状态。

对MSI-H及dMMR的胃癌腹膜转移者，可用帕博利珠单抗、纳武利尤单抗±伊匹木单抗行一线、二线或三线治疗。而国产免疫药物恩沃利单抗、替雷利珠单抗、斯鲁利单抗仅推荐用于二线治疗，无论HER2的表达状态。

1.6 放疗

胃癌腹膜转移一般是多发癌灶，克隆式分布于腹腔多个区域甚至遍布整个腹腔，单纯放疗常达不到满意效果。放疗常作为一种姑息性治疗手段，以缓解症状，改善局部控制及提高生活质量。

考虑行放疗，需经MDT to HIM讨论后确定方案。胃癌姑息性切除术后单独行放疗能有效提高局部控制率。对有较高局部复发风险患者价值较高，胃癌放疗推荐照射剂量为45~50.4Gy/25~28fx，可在妥善保护邻近肠管等危及器官前提下，对局部或化疗后残留病灶加量至54~60Gy。更详尽的放疗技术及剂量参考胃癌指南相应部分。

2 结直肠癌腹膜转移的治疗

2.1 CRS+HIPEC

结直肠癌腹膜转移整体预后较差,以全身系统治疗为主,对肿瘤负荷较小患者,除全身系统治疗之外,可考虑CRS+HIPEC为主的整合治疗,能显著延长PFS和OS,已成为标准治疗方式。

(1)预防模式:CIS+HIPEC

伴腹膜转移高危因素的结直肠癌患者,接受根治术后,行预防性HIPEC治疗1~2次,可清除术中游离癌细胞和亚临床病灶,目前多项临床研究显示可提高生存率,尚需进一步Ⅲ期研究证实。

(2)治疗模式:CRS+HIPEC[d]

结直肠癌腹膜转移行CRS尽可能达到满意程度。需切除腹膜转移灶及肿瘤累及脏器组织,需联合脏器切除时据情行胃、部分小肠、结直肠、部分胰腺、部分肝脏、胆囊、脾脏、肾脏、输尿管、膀胱、子宫、卵巢等脏器切除术。

结直肠癌腹膜转移行HIPEC的化疗药物种类:

①铂类化疗药:奥沙利铂。②抗代谢类化疗药:雷替曲塞。③拓扑异构酶抑制剂:伊立替康。④抗生素类化疗药:丝裂霉素。此外,也可合用生物反应调节剂,如重组改构人肿瘤坏死因子(rmhTNF)等。

注d：

①2003年，一项Ⅲ期前瞻性临床研究结果，将结直肠癌腹膜转移随机分成两组，姑息手术+全身静脉化疗组（亚叶酸/5-氟尿嘧啶）和CRS+HIPEC+全身静脉化疗，中位生存时间分别为12.6和22.4个月。

②2014年在荷兰阿姆斯特丹召开的第九届腹膜表面肿瘤国际大会上，PSOGI正式提出CRS+HIPEC策略作为结直肠腹膜转移标准治疗方案。

③国家卫生计生委《中国结直肠癌诊疗规范（2017版）》：CRS+HIPEC联合全身治疗是目前结直肠癌腹膜转移标准疗法，全身治疗包括化疗和或靶向治疗。

④2020年，一项研究显示，rmhTNF在37℃和42℃条件下，对小鼠人结肠癌腹膜肿瘤均有直接杀伤作用，且与顺铂、雷替曲塞联用，能显著促进细胞凋亡；此外，2024年我国一项研究表明，500万IUrmhTNF术中灌注安全性良好，并不增加手术并发症及化疗药的不良反应的发生率，对治疗腹膜肿瘤引起的腹腔积液疗效显著。

2.2 化疗

CRS+HIPEC治疗后，全身化疗不可缺少，可巩固术后治疗、预防复发、延长生存期。达到CCR-0和CCR-1，可行术后辅助化疗；CCR-2或CCR-3患者，应按晚期结直肠癌实施姑息性化疗，推荐术后辅助或姑息性化疗方案有：

（1）一线化疗方案

①mFOLFOX6（2周一疗程）：奥沙利铂85mg/m² 静滴2h d1；亚叶酸钙400mg/m² 静滴2h d1；氟尿嘧啶400mg/m² 静推 d1，1200mg/（m²·d）持续静滴2d（总量2400mg/m² 持续静滴46~48h）。

②FOLFIRI（2周/疗程）：伊立替康180mg/m² 静滴>30~90min d1；亚叶酸钙400mg/m² 静滴2h（伊立替康滴注后立即接）d1；氟尿嘧啶400mg/m² 静推 d1，1200mg/（m²·d）持续静滴2d（总量2400mg/m² 持续静滴46~48h）。

③CAPEOX（3周/疗程）：奥沙利铂130mg/m² 静滴>2h d1；卡培他滨1000mg/m² bid 口服 d1~14。

④FOLFOXIRI（2周/疗程）：伊立替康165mg/m² 静滴 d1；奥沙利铂85mg/m² 静滴 d1；亚叶酸钙400mg/m² 静滴 d1；氟尿嘧啶总量2400~3200mg/m² d1 持续静滴48h。

⑤FOLFIRINOX（2周/疗程）：奥沙利铂85mg/m² 静滴 d1；亚叶酸钙400mg/m² 静滴>2h d1；伊立替康150mg/m² 静滴>30~90min d1；氟尿嘧啶 400mg/m² 静推 d1；氟尿嘧啶 1200mg/（m²·d）持续静滴d×2（总量2400mg/m² 持续静滴>46h）。

注：其他化疗方案和剂量请参考2024年NCCN结直肠癌指南的"全身治疗原则"。

（2）二线化疗方案

①mFOLFOX6（2周一疗程）或CAPEOX（3周一疗程）：具体化疗剂量同上，适用于一线接受伊立替康治疗的患者。

②FOLFIRI（2周一疗程）：具体化疗剂量同上，适用于一线接受奥沙利铂治疗的患者。

③奥沙利铂+雷替曲塞（氟尿嘧啶不能耐受）（2周一疗程）：奥沙利铂85g/m² 静滴2h d1；雷替曲塞2mg/m² 静滴15min d1。

④伊立替康+雷替曲塞（氟尿嘧啶不能耐受）（2周一疗程）：伊立替康180mg/m² 静滴>30~90min d1；雷替曲塞2mg/m² 静滴15min d1。

注：其他化疗方案请参考2024年NCCN结直肠癌指南的"全身治疗原则"。

2.3 靶向治疗

（1）一线治疗方案

①贝伐珠单抗（bevacizumab injection，Avastin）：对原发灶位于右侧结肠或KRAS或BRAF突变型，2024年NCCN结直肠癌指南推荐贝伐珠单抗联合双药化疗方案（具体化疗剂量同上）。

A. 7.5mg/kg 静滴d1（3周一疗程）。

B. 5mg/kg 静滴 d1（2周一疗程）。

②西妥昔单抗（cetuximab，Erbitux）：对原发灶位于左侧结直肠癌且 KRAS 和 BRAF 均为野生型，2024年 NCCN 结直肠癌指南推荐西妥昔单抗联合双药化疗方案（具体化疗剂量同上）。

A. 400mg/m² 首次静滴>2h，后续为 250mg/m² 静滴>60min（1周一疗程）。

B. 500mg/m² d1 静滴>2h（2周一疗程）。

（2）二线治疗方案

①贝伐珠单抗（Avastin），靶向药物方案和剂量同前。适于一线化疗失败的结直肠癌患者，无论 KRAS 和 BRAF 的表型，无论一线是否联合西妥昔单抗或贝伐珠单抗化疗。

②西妥昔单抗（cetuximab，Erbitux），靶向药物方案和剂量同前。仅适用于一线化疗中未联合西妥昔单抗的 KRAS 和 BRAF 均为野生型晚期结直肠癌。

③维莫非尼（BRAF 抑制剂），针对 RAS 野生型且 BRAF V600E 突变患者，2024年 NCCN 结直肠癌诊疗指南推荐维莫非尼+西妥昔单抗+伊立替康或 BRAF 抑制剂+西妥昔单抗±MEK 抑制剂，作为二线及二线以后的治疗。

注：①若一线化疗采用化疗联合西妥昔单抗，则不推荐二线续用西妥昔单抗；若一线治疗采用化疗联

合贝伐珠单抗,二线可考虑更换化疗方案继续联合贝伐珠单抗。②其他二线治疗的靶向药物(如:MEK抑制剂、阿帕西普)的具体化疗方案和剂量请参考2024年NCCN结直肠癌指南的"全身治疗原则"。

(3)三线治疗方案

目前NCCN指南推荐呋喹替尼、瑞戈非尼和曲氟尿苷替匹嘧啶(TAS-102)为三线治疗药物。

①瑞戈非尼:多靶点抗血管生成抑制剂瑞戈非尼160mg,口服,1天1次,连续服药3周,停药1周,4周一疗程。

②曲氟尿苷替匹嘧啶:TAS-102为口服抗代谢类化疗药物,初始建议剂量为35mg/m²,至多80mg,每日2次,d1-5和d8-12,4周为一疗程。

③呋喹替尼:国产多靶点抗血管生成抑制剂,是晚期结直肠三线靶向治疗药物,用法为:5mg,口服,1天1次,连续服药3周,停药1周,4周一疗程。

④曲氟尿苷替匹嘧啶+贝伐珠单抗:TAS-102为35mg/m²(单次最大剂量为80mg),至多80mg,每日2次,d1-5和d8-12,4周为一疗程。或者TAS-102为35mg/m²(单次最大剂量为80mg),至多80mg,每日2次,d1-5,2周为一疗程;贝伐珠单抗 5mg/kg,静滴,d1,2周为一疗程。

⑤西妥昔单抗±伊立替康:具体化疗剂量同上。

对于前线未接受过西妥昔单抗治疗的患者，该方案为1A类证据；对于前线接受过西妥昔单抗治疗的，该方案为3类证据。

⑥HER2抗体和抑制剂：对HER2扩增以及RAS和BRAF野生型患者选择曲妥珠单抗+帕妥珠单抗或曲妥珠单抗+拉帕替尼作为三线治疗方案。基于DESTINY-CRC01 Ⅱ期研究结果，抗HER2 ADC药物德曲妥珠单抗在HER2过表达或扩展的晚期结直肠癌患者二线治疗中显示出有前景的疗效，建议开展Ⅲ期临床试验加以证实。

注：其他三线靶向单药或联合化疗的治疗方案和剂量请参考2024年NCCN结直肠癌指南的"全身治疗原则"。

2.4 免疫治疗

帕博利珠单抗（PD-1抑制剂）已批准用于不可切除或转移性MSI-H/dMMR结直肠癌的一线治疗。2024年NCCN结直肠癌指南认为，除了MSI-H/dMMR外，POLE/POLD1突变患者也是免疫治疗敏感人群。对于一线未使用免疫药物的此类结肠癌患者，二线及以上治疗方案可选择帕博利珠单抗和纳武利尤单抗，也可选择国产免疫药物恩沃利单抗、斯鲁利单抗、替雷利珠单抗和普特利单抗。

2.5 放疗

放疗主要用于局部晚期直肠癌的围术期治疗、姑息性治疗,以及不可切除局部晚期直肠癌的整合治疗。对出现腹膜局部或广泛转移者,若考虑行放疗,需行MDT to HIM讨论决策。放疗技术及剂量参考直肠癌指南相应部分。

3 卵巢癌腹膜转移的治疗

卵巢癌腹膜转移可实现满意减瘤,应先行CRS手术治疗,术后联合全身化疗、HIPEC、放疗等整合治疗。不能实现满意减瘤术或不能耐受手术,可先行新辅助化疗,2~3周期后再次评估,肿瘤达到缓解或稳定者可行中间型肿瘤细胞减灭术(IDS)+HIPEC治疗术后辅以全身化疗或IDS+全身化疗,共计6~8周期。

妇科肿瘤专家推荐通过腹腔镜Fagotti's评分确定卵巢癌患者是否能接受满意肿瘤细胞减灭术,是确定行初始肿瘤细胞减灭术(PDS)或IDS的方法之一。Fagotti's评分≥8分,达到满意CRS可能性较低,可考虑行活检和新辅助化疗,然后行IDS。Fagotti's评分<8分,获得满意CRS可能性较大,可考虑PDS。

卵巢癌患者手术和化疗后达到CR或PR可考虑维持治疗,如贝伐珠单抗、PARP抑制剂、PARP抑制剂联合贝伐珠单抗等。

3.1 CRS+HIPEC

CRS是卵巢癌手术治疗最主要方式，能减轻肿瘤负荷，使生存获益。应尽量实现肉眼无残留，应尽可能清除瘤灶，使残余灶直径在1cm以内，尽最大可能达到0.5cm内。

减瘤手术实施程度对预后有极大影响。如有必要可联合子宫、双附件、部分肠管、部分胃、脾等脏器切除，常涉及多脏器切除，需MDT to HIM合作方能完成满意减瘤。

HIPEC一般在术中或术后进行。初次减瘤手术联合HIPEC总生存期获益，并未增加不良反应发生率。多项随机对照研究提示，CRS+HIPEC能明显提高Ⅲc/Ⅳ期患者及复发性卵巢癌患者3年及5年生存率、降低原发铂耐药和恶性肠梗阻的风险，尤其对BRCA无突变者，获益显著。如无禁忌证，卵巢癌患者CRS后均可考虑增加HIPEC治疗。

推荐卵巢癌行HIPEC治疗次数为1~3次，所需化疗药物有：顺铂、多西他赛和紫杉醇等。需要注意的是，欧美指南推荐的卵巢癌患者HIPEC药物方案和治疗模式并不适用于中国患者，基于中国开展的临床研究，推荐卵巢癌患者首选行闭合式HIPEC。顺铂最大使用剂量为85mg/m^2、紫杉醇联合顺铂HIPEC时，两种药物最大给药剂量分别为175mg/m^{2}和75mg/m^2，如对紫杉醇过敏，可用多西他赛替代，多西他赛最大给药剂量为75mg/m²。对后续治疗需要使用贝伐珠单抗者，顺铂单药HIPEC最大给药剂量不超过75mg/m²。

卵巢癌HIPEC治疗模式包括：

(1) 预防模式

该模式适用于腹腔种植转移的卵巢癌患者，经满意减瘤术后，行HIPEC可巩固手术疗效。

(2) 治疗模式

卵巢癌行CRS术后，行HIPEC能清除微小癌结节和残余病灶，减轻肿瘤负荷，减少腹水，缓解症状等。

(3) 转化模式

适用于卵巢癌合并大量腹水或腹膜广泛转移者，行PDS无法获得满意减瘤或不能耐受手术者，可先行HIPEC联合全身化疗做转化治疗，争取达到成功转化后，行IDS联合HIPEC治疗。

注e：

①2018年，《新英格兰医学杂志》报道首个新辅助化疗后IDS达残留病灶小于1cm的患者，加一次HIPEC治疗的Ⅲ期临床试验结果，与对照组IDS联合术后静脉化疗相比，IDS+HIPEC再联合术后静脉化疗组的中位RFS和OS分别延长了3.5个月和11.8个月。

②2019年卵巢癌NCCN指南已将HIPEC纳入行

IDS后治疗的指南中。

③2020年,国内多中心回顾性临床研究,对于满意减瘤的Ⅲ期卵巢癌患者,HIPEC治疗可提升3年生存率10.5%。

④推荐使用适合中国患者的药物剂量进行HIPEC治疗,包括单药顺铂、顺铂+紫杉醇、顺铂+多西紫杉醇。

3.2 化疗

(1) 卵巢癌全身化疗一线化疗方案

1) 紫杉醇+铂类药物(首选卡铂,6~8个疗程)

紫杉醇 $175mg/m^2$ 静滴 3h d1,卡铂 AUC 5~6 静滴 1h d1(3周一疗程)。

紫杉醇 $80mg/m^2$ 静滴 1h d1、d8、d15,卡铂 AUC 5~6 静滴 1h d1(3周一疗程)。

2) 多西他赛+铂类药物(首选卡铂,6~8个疗程)

多西他赛 $60~75mg/m^2$ 静滴 1h d1,卡铂 AUC 5~6 静滴 1h d1(3周一疗程)。

3) 脂质体阿霉素+卡铂(6个疗程)

聚乙二醇化脂质体阿霉素 $30mg/m^2$ 静滴 d1,卡铂 AUC 5 静滴 1h d1(3周一疗程)。

注:2024年NCCN卵巢癌指南支持紫杉醇腹腔化疗的方案,主要依据GOG 172临床研究结果。方案至今未被广泛应用,主要原因是仅42%患者完成6个周

期的腹腔内化疗，患者生活质量较差。

（2）铂敏感复发卵巢癌的化疗方案：

1）含铂化疗方案：可选择卡铂+紫杉醇±贝伐珠单抗，卡铂+多柔比星脂质体±贝伐珠单抗，卡铂/顺铂+吉西他滨±贝伐珠单抗，FOLFOX6/XELOX±贝伐珠单抗，伊立替康+顺铂，紫杉醇+奈达铂等等化疗方案。

2）无铂化疗方案：主要白蛋白紫杉醇、卡培他滨、环磷酰胺、多柔比星脂质体、异环磷酰胺、奥沙利铂、培美曲塞、长春瑞滨等单药化疗。

（3）铂耐药复发卵巢癌的化疗方案：

铂耐药患者预后较差，临床可用的化疗方案较少，包括：多柔比星脂质体±贝伐珠单抗，紫杉醇周疗±贝伐珠单抗，多西他赛，口服VP-16，吉西他滨，奥沙利铂等等。

注：其他化疗方案请参考2024年NCCN卵巢癌指南的"全身治疗原则"。

3.3 靶向治疗

（1）贝伐珠单抗：高复发风险的晚期卵巢癌患者可联合贝伐珠单抗（7.5mg/kg或15mg/kg，静滴）治疗，停止化疗后继续用贝伐珠单抗（7.5mg/kg或15mg/kg，静滴）维持治疗，可延长高复发风险人群的PFS和OS。

（2）PARP抑制剂：*BRCA1/2*突变或HRD阳性的晚期上皮性卵巢癌患者，不限组织学类型，在初治和复发的患者，以铂为基础的化疗疾病缓解后，可选择PARP抑制剂行进一步维持治疗，可显著延长初治和铂敏感复发卵巢癌的PFS，已成为最佳靶治疗选择之一。而*BRCA1/2*野生型及HRD阴性者，同样能从PARP抑制剂治疗获益。PARP抑制剂：奥拉帕利（300mg，bid）、帕米帕利（60mg，bid）、氟唑帕利（150mg，bid）以及尼拉帕利（300mg，bid）。

（3）内分泌治疗：对生化复发的卵巢癌患者可推荐内分泌治疗，包括芳香化酶抑制剂（来曲唑、阿那曲唑、依西美坦）、他莫昔芬、氟维司群等。

（4）其他：主要是泛靶点的抑制剂，例如：NTRK基因融合的抑制剂拉罗替尼、恩曲替尼，低级别浆液性癌使用曲美替尼，RET基因融合的抑制剂赛普替尼，BRAF V600E突变阳性的抑制剂达拉非尼和曲美替尼。2024年刚刚获得FDA批准用于治疗叶酸受体α（FRα）阳性、铂耐药复发卵巢癌的首款ADC药物索米妥昔单抗。

注：其他靶向药物请参考2024年NCCN卵巢癌指南的"全身治疗原则"。

3.4 免疫治疗

2023年DUO-O研究结果显示度伐利尤单抗+奥拉

帕利+贝伐珠单抗能延长 *BRCA* 野生型卵巢癌患者的PFS，首次证实免疫治疗加入卵巢癌的一线维持治疗中可获益，需要更多的Ⅲ期RCT研究证实。MSI-H/dMMR或TMB-H的铂敏感或铂耐药复发的卵巢癌患者，帕博利珠单抗、多塔利单抗、国产的替雷丽珠单抗、恩沃利单抗和斯鲁利单抗均可使用。

3.5 放疗

放疗在卵巢癌中应用范围有限，常作为姑息性治疗手段，以缓解症状、提高生活质量、延长生存期。

对无法手术及化疗耐药等可行放疗，全腹放疗可用于腹膜腔播散。特定部位，如不可切除的阴道断端、颈部淋巴结及纵隔淋巴结等，放疗有助于控制局部病变。调强放疗、立体定向放疗、超分割放疗等新放疗技术，有助于降低治疗毒性。放疗前可行MDT to HIM讨论决策。

4 PMP的治疗

PMP大多数来源于阑尾黏液瘤，分低侵袭性和高侵袭性。低侵袭性及其黏液囊肿在未侵及浆膜层或破裂情况下经手术完整切除，可获临床治愈。但肿瘤破裂，无论低侵袭性或高侵袭性，均易发生PMP。CRS+HIPEC综合治疗策略现已经是PMP患者的标准治疗方案。

4.1 CRS+HIPEC

阑尾黏液瘤是否完整切除对疗效至关重要,手术治疗需保证肿瘤完整性。肿瘤穿孔或破裂,极易播散至腹膜形成种植转移。为避免手术导致的医源性播散,行腹腔镜切除阑尾,发现黏液瘤体积较大则立即转为开腹手术。术前检查已发现存在明显腹腔粘连或种植征象,可行开腹手术。

肿瘤为肠型阑尾癌或低分化阑尾黏液瘤时,需取阑尾淋巴结活检,如阳性,需行预防性右半结肠切除术。

HIPEC在PMP治疗极其重要。PMP行HIPEC的化疗药物种类有:奥沙利铂、丝裂霉素、顺铂、多西他赛和表柔比星等。近年雷替曲塞等药物在结肠癌腹膜转移治疗中取得一定效果,也可应用到PMP治疗。目前,第十三届国际腹膜癌大会最新推荐PMP的HIPEC药物方案为丝裂霉素联合顺铂。

(1)预防模式

阑尾黏液瘤行根治术后,可实现组织水平的根治,但术中操作不当或术前阑尾肿瘤组织已破溃穿孔,不排除细胞水平的腹膜种植转移,可行HIPEC治疗,及时清除腹腔游离癌细胞和亚临床病灶,尚需进一步Ⅲ期研究证实。

(2)治疗模式

CRS+HIPEC疗效显著,可极大延长部分PMP患者的生存期。CRS的彻底性是影响预后的关键因素,CRS获得满意手术者,预后明显优于CCR-2和CCR-3。与消化道其他肿瘤腹膜转移不同的是,即使PCI评分较高者,通过彻底CRS后也可获得良好预后。

CRS常需清除"胶冻状"黏液,但开腹冲洗也难"洗净"腹腔,处理不当易致腹腔广泛转移。术后规范联合HIPEC(1~3次,视情况可增加至5次)治疗,可多次持续性冲洗腹腔每个角落,去除黏液、破碎组织、游离癌细胞、微小癌灶等。

注f:

①2012年J Clin Oncol杂志报道目前国际上最大样本量的临床研究结果,2298例PMP经CRS+HIPEC治疗后,10年生存率达63%,15年生存率可达59%。

②2014年在荷兰阿姆斯特丹召开的第九届腹膜表面肿瘤国际大会上,PSOGI正式提出了CRS+HIPEC策略作为PMP标准治疗方案。

③2020年,PSOGI正式制订了CRS+HIPEC治疗PMP的国际指南。

④国内外多个共识均推荐CRS+HIPEC为PMP标准治疗方案。

4.2 术后治疗

（1）术后液体管理

由于CRS术中一般切除范围较广，腹腔创伤较大，术中渗血、渗液丢失蛋白较多，术后3天腹腔引流量常较多，此类患者术后液体管理十分重要。PMP患者术后可考虑借助相关精准化液体管理工具，实现术后患者的个体液体治疗、实时液体出入监测、动态液体质量管理，可降低心血管不良事件风险，改善生存。

（2）术后抗感染治疗

CRS+HIPEC术后预防感染，常需要联合多种抗生素，目前推荐为三联方案：头孢菌素类+抗厌氧菌类+喹诺酮类，同时可根据术后腹腔、胸腔引流液等细菌及药敏培养结果即时更改方案。对药敏结果未出，初步考虑为革兰氏阳性细菌感染者，可尝试经验性应用万古霉素；初步考虑为革兰氏阴性细菌感染者，可尝试经验性应用左氧氟沙星；初步考虑为真菌感染者，可尝试经验性应用氟康唑。

（3）术后高肌红蛋白血症的治疗

需及时静脉输注碳酸氢钠溶液治疗，常在术后第2天，血清肌红蛋白水平开始明显下降，3~4天后降至正常范围，因此PMP患者术后若出现高肌红蛋白血症，可用碳酸氢钠碱化尿液来减轻氧化应激进而降低急性肾损伤风险。

（4）术后静脉血栓栓塞症的防治

为预防VTE，可行以下措施：

物理预防：①踝关节的背屈-趾屈运动，术后1~10天，每天3次，每次20次；②上肢运动，主要包括双上肢胸泵运动、吹气球、梳头动作，术后1~10天，每天3次，每次20次；③床旁慢走，根据患者术后恢复情况，大概术后3~7天，每天慢走或床旁原地踏步3次，每次至少3min，术后7~10天，每天根据实际情况，病房慢走2次，每次至少30min。

药物治疗：术后D-二聚体水平出现下降后再显著升高，大于3000ng/ml DDU，而下肢静脉血管超声检查未发现深静脉血栓者，评估无出血风险后，可皮下注射低分子肝素0.3ml qd；若下肢静脉血管超声检查发现深静脉血栓者（小腿肌间静脉血栓），评估无出血风险，无肺栓塞后，可皮下注射低分子肝素0.4ml qd；若下肢静脉血管超声检查发现DVT者（腘静脉及以上静脉血栓），建议请专科会诊，考虑溶栓等治疗，若有出血风险等抗凝禁忌，可放置下腔静脉滤器。

4.3 术后化疗

PMP的全身化疗类似于结直肠癌。对接受CRS+HIPEC治疗者，建议行术前或术后辅助化疗，化疗时长为6个月。国内专家建议全身化疗适用于高级别

PMP或有淋巴结转移者，而低级别患者无法从全身化疗获益。

（1）手术达到CC-0/1，肿瘤病理为腹膜黏液腺癌病（Peritoneal Mucinous Carcinomatosis，PMCA）和腹膜黏液腺癌病伴印戒细胞（Peritoneal Mucinous Carcinomatosis with Signet ring cells，PMCA-S），方案可采取以5-Fu为基础的化疗，方案有mFOLFOX6、FOLFIRI或CAPEOX等。化疗方案具体如下：

1）mFOLFOX6（2周/疗程）：奥沙利铂85g/m^{2}静滴2h d1；亚叶酸钙400mg/m^{2}静滴2h d1；氟尿嘧啶400mg/m^{2}静推d1，1200mg/（m^2·d）持续静滴d×2（总量2400mg/m^{2}持续静滴46~48h）。

2）FOLFIRI（2周/疗程）：伊立替康180mg/m^{2}静滴>30~90min d1；亚叶酸钙400mg/m^{2}静滴2h（伊立替康滴注后立即接）d1；氟尿嘧啶400mg/m^{2}静推d1，1200mg/（m^2·d）持续静滴d×2（总量2400mg/m^{2}持续静滴46~48h）。

3）CAPEOX（3周/疗程）：奥沙利铂130mg/m^{2}静滴>2h d1；卡培他滨1000mg/m^2 bid 口服d1~14。

（2）手术程度为CCR-2/3，无论何种病理结果，可尝试术后辅助化疗，化疗方案同前。也可联合分子靶向药物协同治疗，如贝伐珠单抗。或者二线可选择贝伐珠单抗+奥沙利铂+环磷酰胺的联合治疗方案（贝伐珠单抗7.5mg/kg静滴d1，奥沙利铂130mg/m²静滴d1，环磷酰胺500mg/m²静滴d1，3周一疗程）。

5 肝胆胰癌腹膜转移的治疗

5.1 CRS+HIPEC

肝癌自发破裂、医源性操作可致腹膜转移，腹膜是胆管癌和胰腺癌常见转移部位。肝胆胰癌腹膜转移患者整体预后较差，以全身系统治疗为主，对肿瘤负荷较小患者，经严格选择后可考虑积极行CRS+HIPEC为主的整合治疗。

（1）预防模式：CIS+HIPEC

伴腹膜转移高危因素的肝胆胰癌患者，包括：①肝癌破裂出血。②T3、T4期肿瘤。③FCC阳性。③淋巴结转移。④伴有血管/淋巴管癌栓、神经侵犯等。接受根治术后，可考虑行预防性HIPEC治疗1~2次，可清除术中FCCs和亚临床病灶，降低术后腹膜转移发生率，提高远期生存率，但需进一步Ⅲ期研究证实。

（2）治疗模式：CRS+HIPEC[g]

经严格选择的低负荷肝胆胰癌腹膜转移患者，行CRS应在保证手术安全前提下，尽可能切除腹腔内肉眼可见肿瘤病灶，最大限度降低肿瘤负荷，需联合脏器切除时据情行胃、部分小肠、部分结肠、胆囊、脾脏等脏器切除术。

肝胆胰癌腹膜转移HIPEC的化疗药物种类：顺铂、奥沙利铂、吉西他滨、丝裂霉素等。

注g：

①2018年，一项胆道肿瘤的多中心研究发现，CRS+HIPEC组和姑息手术+全身静脉化疗组（FOLFOX/FOLFIRI），中位生存时间分别为21.4和9.3个月。

②2018年，一项PSOGI多中心国际回顾性研究发现，肝癌腹膜转移患者接受CRS+HIPEC治疗，患者中位OS达46.7个月，且安全性可控。

③2021年，国内单中心回顾性临床研究发现，对于胆管癌腹膜转移患者，HIPEC治疗可将患者3年生存率从9.8%提高至28.0%。

5.2 化疗

CRS+HIPEC治疗后，全身治疗不可缺少，可巩固术后治疗、预防复发、延长生存期。达到CCR-0和CCR-1，可行术后辅助化疗；CCR-2或CCR-3患者，应按晚期肝胆胰癌行姑息性化疗，推荐术后辅助或姑息性化疗方案有：

（1）一线化疗方案

1）原发性肝癌

①FOLFOX4（2周一疗程）：奥沙利铂85mg/m² 静滴 d1；氟尿嘧啶400mg/m² 静滴 d1~2，后续为600mg/m²，持续静滴22h。

2）胆道恶性肿瘤

①GC（3周一疗程）：吉西他滨 1000mg/m²，顺铂 25mg/m²，静滴 d1，d8。

②GS（3周一疗程）：吉西他滨 1000mg/m²，静滴，d1，替吉奥 40mg/m²，每日2次，口服 d1~14。

③XELOX（3周一疗程）：奥沙利铂 130mg/m² 静脉 d1；卡培他滨 1000mg/m²，每日2次，口服 d1~14。

④AG（3周一疗程）：吉西他滨 1000mg/m² 静滴，白蛋白结合型紫杉醇 125mg/m² d1、d8。

⑤Nal-IRI+5-Fu/LV（2周一疗程）：纳米脂质体伊立替康 70mg/m² d1；亚叶酸钙 400mg/m² 静滴 2h d1；氟尿嘧啶 400mg/m² 静推 d1，1200mg/（m²·d）持续静滴 d×2（总量 2400mg/m² 持续静滴 46~48h）。

3）胰腺癌

①AG（3周一疗程）：吉西他滨 1000mg/m² 静滴，白蛋白结合型紫杉醇 125mg/m² d1、d8。

②GC（3周一疗程）：吉西他滨 1000mg/m²，顺铂 25mg/m²，静滴 d1，d8。

③GX（3周一疗程）：吉西他滨 1000mg/m² 静滴 d1，8；卡培他滨 1660mg/m²，每日2次，口服 d1~14。

④GS（3周一疗程）：吉西他滨 1000mg/m² 替吉奥 40mg/m²，每日2次，口服 d1~14。

⑤FOLFIRINOX（2周一疗程）：奥沙利铂 85mg/

m^2，伊立替康180mg/m^2，亚叶酸钙400mg/m^2，氟尿嘧啶400mg/m^2静滴d1，后续为氟尿嘧啶2400mg/m^2，持续静滴46h。

⑥mFOLFIRINOX（2周五疗程）：奥沙利铂85mg/m^2，伊立替康150mg/m^2，亚叶酸钙400mg/m^2静滴d1，后续为氟尿嘧啶2400mg/m^2，持续静滴46h。

⑦Nal-IRI+5-Fu/LV（2周一疗程）：纳米脂质体伊立替康70mg/m^2 d1；亚叶酸钙400mg/m^2静滴2h d1；氟尿嘧啶400mg/m^2静推d1，1200mg/（m^2·d）持续静滴d×2（总量2400mg/m^2持续静滴46~48h）。

注：其他化疗方案和剂量请参考2024年NCCN肝癌、胆道肿瘤、胰腺癌指南的"全身治疗原则"。

(2) 二线化疗方案

1) 原发性肝癌

无标准二线化疗方案，一般用靶向和免疫药物替代。

2) 胆道恶性肿瘤

①mFOLFOX6（2周一疗程）：奥沙利铂85g/m^2静滴2h d1；亚叶酸钙400mg/m^2静滴2h d1；氟尿嘧啶400mg/m^2静推d1，1200mg/（m^2·d）持续静滴d×2（总量2400mg/m^2持续静滴46~48h）

②FOLFIRI（2周一疗程）：伊立替康180mg/m^2 d1；亚叶酸钙400mg/m^2静滴2h d1；氟尿嘧啶400mg/

m² 静推 d1，1200mg/（m²·d）持续静滴 d×2（总量 2400mg/m² 持续静滴 46~48 h）

③Nal-IRI+5-Fu/LV（2周一疗程）：纳米脂质体伊立替康 70mg/m² d1；亚叶酸钙 400mg/m² 静滴 2h d1；氟尿嘧啶 400mg/m² 静推 d1，1200mg/（m²·d）持续静滴 d×2（总量 2400mg/m² 持续静滴 46~48h）

3）胰腺癌

①一线治疗使用吉西他滨为基础的方案，二线方案建议选择氟尿嘧啶为主的方案，如 FOLFIRINOX、CAPEOX 等。

②一线治疗使用氟尿嘧啶为基础的方案，二线方案建议选择吉西他滨为主的方案，如 AG、GP、GX 等。

③Nal-IRI+5-Fu/LV（2周一疗程）：具体剂量和用法同前。

注：其他化疗方案和剂量请参考 2024 年 NCCN 肝癌、胆道肿瘤、胰腺癌指南的"全身治疗原则"。

5.3 靶向治疗

（1）一线治疗方案

1）原发性肝癌

①贝伐珠单抗（bevacizumab injection，Avastin）：贝伐珠单抗联合免疫检查点抑制剂（包括阿替利珠单抗、信迪利单抗）均为原发性肝癌的一线治疗方案。

②多靶点受体酪氨酸激酶抑制剂：多靶点受体酪氨酸酶抑制剂被推荐为一线方案，可选多纳非尼、仑伐替尼、索拉非尼、阿帕替尼+卡瑞丽珠单抗等。

2）胆道肿瘤和胰腺癌

①对具NTRK基因融合阳性的胆道和胰腺肿瘤，一线推荐使用拉罗替尼或恩曲替尼。对有特殊基因变异的胆道和胰腺恶性肿瘤（如ALK基因重排、HER2扩增、RET融合、BRAF V600E突变）等，其对应的靶向治疗具有一定疗效，推荐此类患者参加对应临床研究，也可考虑采用特殊靶点靶向药物的治疗。

②对KRAS野生型，根据NOTABLE研究结果，推荐使用吉西他滨+尼妥珠单抗治疗；而KRAS突变型，该方案为Ⅱ级推荐。

③对存在*BRCA1/2*突变，在含铂方案化疗大于16周后仍无疾病进展者，可推荐奥拉帕利维持治疗。

（2）二线治疗方案

1）原发性肝癌

可选瑞戈非尼、阿帕替尼、雷莫西尤单抗（血清AFP水平≥400μg/L）、卡博替尼。

2）胆道肿瘤

可选瑞戈非尼，BRAF V600E突变推荐达拉非尼+曲美替尼，IDH1突变推荐艾伏尼布；FGFR2融合/重排可选佩米替尼，HER2阳性推荐德曲妥珠单抗或者帕妥珠单抗+曲妥珠单抗，RET融合推荐普拉替尼/塞普巷尼。

3）胰腺癌

KRAS G12C突变可选阿达格拉西布和索托拉西布。

对一线接受免疫联合方案、免疫单药或酪氨酸激酶抑制剂单药者，二线方案可根据疾病进展方式和具体一线方案不同，选择批准的二线药物，也可选择未曾使用过的一线药物。

5.4 免疫治疗

免疫治疗已改变治疗方案成为重要基石，双免疫药物在肝癌治疗中也获得了重大进展。

抗血管生成药物联合免疫治疗、靶向药物和/或联合免疫治疗已成为不可切除或中晚期肝、胆道肿瘤的重要治疗方式，也是肝、胆道肿瘤转化治疗的重要手段，免疫检查点抑制剂治疗对部分中晚期胰腺癌也具一定疗效。

采用TACE联合靶向和免疫治疗可延长中晚期肝癌患者生存期，疗效优于单一TACE治疗，CHANCE001研究显示，联合治疗较单纯TACE治疗可显著改善中晚期肝癌患者预后。

双免治疗在晚期肝癌也取得成功。HIMALAYA研究显示，PD-L1抑制剂度伐利尤单抗+CTLA-4抑制剂替西木单抗（STRIDE方案）在亚洲人群中可降低死亡风险29%，HBV阳性患者的死亡风险下降34%。该方案已写入NCCN、EMSO指南推荐，但未获得我国批准。

TOPAZ-1和KEYNOTE-966临床试验显示，免疫治疗联合GC方案可提高晚期胆道肿瘤OS，已被批准用于一线治疗。

5.5 放疗

放疗主要用于局部晚期肝胆胰癌的围术期治疗、姑息性治疗，以及不可切除局部晚期的整合治疗。对出现腹膜局部或广泛转移者，若考虑行放疗，需行MDT to HIM讨论决策。

第四节 腹膜瘤的其他疗法

1 生物疗法

生物治疗是一种利用免疫系统来治疗癌症的方法，如细胞因子、免疫细胞、单克隆抗体、基因重组技术等，通过激活或增强机体免疫反应来攻击和破坏肿瘤细胞。肿瘤生物疗法涉及的领域十分广泛，主要分为：

（1）非特异性免疫治疗

1）一类为通过直接刺激细胞因子实现，如IL-2

和α-干扰素和肿瘤坏死因子（TNF），目前证据有限，仅推荐用于开展临床研究。

2）另一类为通过抑制免疫负调控过程发挥作用，但需进一步开展临床研究。

（2）过继性免疫治疗

过继性免疫治疗所用细胞可来源于血液、肿瘤组织、转移淋巴结或恶性腹水等，包括淋巴因子激活的杀伤细胞（Lymphokine-activated killer cell，LAK）、树突状细胞调节的细胞因子诱导的杀伤细胞（Dendritic Cell activated cytokineinduced killer cell，D-CIK）、嵌合抗原受体修饰的T细胞（Chimeric Antigen Receptor T-Cell Immunotherapy，CAR-T）及肿瘤浸润性淋巴细胞（Tumor Infiltrating Lymphocyte，TIL）等，目前处于试验阶段，但费用昂贵，缺乏规范化监管，临床疗效差异甚大，需国家相关政策允许才能在临床推广应用。

在腹膜瘤过继免疫治疗领域，CAR-T细胞疗法展现了优越的抑瘤活性。由于间皮素在恶性间皮肿瘤中高度表达，目前靶向间皮素的CAR-T正在开展Ⅰ/Ⅱ期临床试验。针对消化肿瘤腹膜转移的CEA CAR-T也具有一定前景。双靶点CAR-T细胞治疗可能有助于更好应对腹膜瘤抗原逃逸，值得进一步开展研究。

2 中医药治疗

中医药在改善腹膜瘤患者身体状况、增强免疫力、提高生存质量、减轻肿瘤治疗相关并发症、稳定瘤体、防治肿瘤术后复发等方面发挥重要辅助作用。中医治疗遵循整体观念，以辨证论治为主，辨病为辅，重视辨证与辨病相结合，局部与整体观，扶正与祛邪全方位的治疗体系。

辨病施治

辨病施治是中医治疗的重要方法。根据腹膜瘤的临床表现及病因病机特点，拟定一个基本方，再随症加减。

（1）便秘

1）内治法：以通下为基本治法。基本方：大黄、枳壳、厚朴、芒硝、莱菔子等；临证加减：腹部胀痛、气机阻滞者加川芎、木香、乌药等；短气乏力、气血两亏者加黄芪、当归、阿胶、太子参等；五心烦热，阴虚燥热者加玄参、麦冬、生地等。中成药：麻仁软胶囊、麻仁滋脾丸；枳实导滞丸、莫家清宁丸；芦荟胶囊、通便灵。

2）外治法：针刺内关、合谷、足三里、上巨虚、下巨虚等；耳穴贴压：大肠、直肠、交感等；穴位按摩：足三里、中脘、梁门，天枢等。

（2）腹胀

1）内治法：以行气健脾、消胀除满为基本治法。基本方：川楝子、莱菔子、厚朴、香附、木香、枳壳等；临证加减：腹胀伴大便秘结、腑实证者，加大黄、枳实等；食积不化、呃逆频发者，加旋覆花、代赭石、炒山楂、炒麦芽、丁香、柿蒂等。中成药：柴胡疏肝丸、沉香舒郁片、枳术丸、六味安消散等。

2）外治法：针刺外关、合谷、阳陵泉、足三里、太冲等；隔姜灸神阙、天枢、中脘等；耳穴贴压：胃、肝、交感、皮质下等。

（3）恶心呕吐

1）内治法：以和胃降逆止呕为基本治法。基本方：姜半夏、生姜、陈皮、旋覆花、代赭石、竹茹；临证加减：腹胀反酸、胃气上逆者，加神曲、鸡内金、莱菔子、海螵蛸等；脘腹胀痛、气滞不舒者，加枳壳、砂仁、元胡、川楝子、香附、郁金等。中成药：越鞠保和丸、理中丸、胃肠安等。

2）外治法：针刺攒竹、内关、合谷、膈俞、阳陵泉、太冲等；灸神阙、足三里、中脘等；穴位敷贴：神阙、上脘、中脘、足三里等；耳穴贴压：脾、胃、交感、神门等。

（4）癌因性疼痛和疲乏

穴位按摩和耳穴压豆等中医治法有助于缓解癌

痛。2023年NCCN癌因性疲乏治疗指南提出针灸和穴位按摩（包括红外线激光灸和经皮穴位刺激）对癌因性疲乏的恢复有一定疗效，但由于数据有限和异质性，很难对其益处进行明确评估。中医药在肿瘤防治中发挥重要辅助作用，但在腹膜瘤治疗中的临床应用潜力尚需深入研究。

3 营养支持

腹膜恶性肿瘤患者表现营养不良，营养治疗应根据患者病情，胃肠道功能状况选择适当的途径和方法。患者能经口摄入2/3的营养需要量时，可经口补充营养，否则需肠内管饲营养（Tube Feeding）。不能经胃肠道摄入、消化及吸收，则应给予全胃肠道外营养（Total Parenteral Nutrition，TPN）。

HIPEC治疗过程中患者处于应激状态，代谢处于负氮平衡，营养支持要求高。应予高蛋白、高热量、低糖饮食进行相应营养支持，如TPN、胃肠外营养及肠内营养等，同时补充谷氨酰胺、精氨酸制剂。

2024年胃癌NCCN指南，建议对潜在营养风险患者建立适当随访，以进行终身监测和管理，包括但不限于维生素B_{12}、铁、锌、钙和维生素D缺乏。可考虑每日常规补充复合维生素/矿物质、维生素B_{12}、钙和维生素D。

2023年NCCN癌因性疲乏治疗指南，建议针对畏食、腹泻、恶心和呕吐等因素导致的营养不足，提供营养咨询服务有助于患者管理营养状况。富含水果、蔬菜、全谷物和含有大量ω-3多不饱和脂肪酸食物的高纤维和低脂肪饮食有助于改善癌因性疲乏，建议咨询或转介营养师进行营养会诊和营养干预。

关于HIPEC治疗患者的营养支持尚无统一标准，需不断探索。

4 多学科整合诊治

腹膜瘤可起源于腹腔内不同器官，临床表现缺乏特异性，单一科室无法准确诊断，需要通过MDT to HIM为患者制订个体化整合诊疗方案。患者病情复杂，就诊时多已处于晚期，无法通过手术达到根治目的。应根据患者的机体状况，肿瘤的病理类型、侵犯范围和发展趋向，有计划地、合理地整合应用各科治疗手段。不同来源的腹膜瘤患者，治疗方案差异较大，采用MDT to HIM模式能更加深入了解患者病情，为肿瘤患者制订更全面的整合诊治方案。

第五节 CRS联合HIPEC的并发症

CRS并发症主要与患者自身情况、PCI指数、手术团队的技术水平及术后药物使用情况等有关。术中并发症主要包括脏器损伤及血管损伤。脏器损伤中最易波及消化道和泌尿系统。消化道系统最常损伤直肠前壁，为盆腔最低点，术中操作空间狭小，最易造成撕脱损伤。十二指肠、空肠、回肠和结肠损伤多为操作失误带来的机械性损伤。泌尿系统以膀胱和输尿管损伤多见。最直观的发现即为术中出现难控制性稀水样出血。血管损伤也较常发生。肿瘤侵犯血管外膜，或自身血管变异产生新分支，均易导致血管损伤。血液系统中，少数患者可出现白细胞降低等骨髓抑制。

CRS+HIPEC联合治疗对腹腔脏器影响程度较小，部分患者出现纳差、腹胀、腹痛等并发症，一般在结束治疗，拔除腹部灌注管后，都能快速恢复，个别患者胃肠道功能仍未明显好转，主要与自身疾病和手术操作因素相关。HIPEC不增加吻合口漏发生风险，发生多与患者自身营养状态、手术操作水平、吻合口张力和血运等相关。

第六节　CRS联合HIPEC的疗效评价

HIPEC在理论研究和技术层面上不断突破，已成为治疗腹膜瘤的有效辅助手段，很早就得到了国内外学者的广泛关注。HIPEC在治疗原发性腹膜瘤及胃癌、结直肠癌、卵巢癌、阑尾黏液瘤等继发性腹膜瘤并发的恶性腹水方面具有独特疗效，可显著提高生活质量和长期存活率。

2014年第九届腹膜表面肿瘤国际大会上，PSOGI正式提出了CRS+HIPEC策略作为PMP、结直肠癌腹膜转移、MPM的标准治疗方案；作为卵巢癌、胃癌腹膜转移癌的推荐治疗手段。《2019年卵巢癌NCCN指南》将HIPEC纳入行IDS后治疗的指南中。《2021年胃癌NCCN指南》新增HIPEC内容：HIPEC或腹腔镜辅助下HIPEC可能是经严格选择的Ⅳ期患者的治疗选择。《2024年胃癌NCCN指南》认为HIPEC可能对经严格选择的低负荷腹膜转移患者有效，但需进一步开展临床研究。目前我国多个单位在开展CRS联合HIPEC治疗腹膜瘤的多中心随机对照研究，前期结果令人鼓舞。

第五章

临床随访及预后

第一节 腹膜瘤的随访

经过全面详细的治疗后,均应定期复查,密切检查患者病情,出现病情进展,及时治疗,更改治疗方案。腹膜瘤在完成治疗后,应按时定期行规范检查。

第1年内,每间隔1月,复查1次。第2年内,病情无进展,可适当延长至2~3个月复查1次。第3~5年,每6个月复查1次。5年后,视病情具体情况,延长至每12个月复查1次。

定期复查期间,出现病情进展,应恢复每月复查1次。每次随访,均应详细记录病情情况,治疗效果佳,可维持原方案;病情进展,及时更改方案,并评估后续治疗方案的有效性。

患者每次返院均应进行体检。继发性腹膜瘤可发生淋巴结转移,体检可发现部分远处肿大淋巴结。

(1)血清学检测

CA125已成为原发性腹膜瘤的常规有效检测,腹部结核也有升高,存有一定鉴别难度。但在结核患者中,CA125一般低于50ng/L,而原发性腹膜瘤明显升高,且表达量高低与腹腔肿瘤的播散程度成正比。血清学在继发性腹膜瘤检测指标则较多,CA125、CA199、CEA、AFP、CA724、HCG皆为可密切监测指标。

(2)影像学检查

B超、CT、MRI及PET/CT都是腹膜瘤常规检查项目。

B超可检出腹水,并行腹水定位穿刺引流术,也可检测出腹膜处低回声结节,但易受周围器官及组织的影响。

CT能清晰显示肿瘤与周围组织的整体位置关系,以及重要血管的毗邻关系。

MRI对腹腔内恶性结节与其周围软组织有更好辨识度。

PET/CT可通过病变组织代谢增强发现微小病灶,能发现其他影像学无法发现的微小病变,在发现全身远处病变转移方面能发挥重要作用。

第二节 腹膜瘤的预后

腹膜瘤整体预后较差,重在预防。对胃癌、结直肠癌、卵巢癌、阑尾黏液瘤等接受根治术后进行早期干预，预防腹膜转移、提高治愈率为重点突破方向。早发现、早诊断并行规范化治疗是获得满意临床疗效的关键。腹膜瘤能否行满意手术治疗和规范HIPEC是影响CRS+HIPEC效果的重要因素。随着对其发病机制和相关治疗的进一步开展，目前已显著改善了腹膜瘤的预后。

参考文献

[1] Han B, Zheng R, Zeng H, et al. Cancer incidence and mortality in China, 2022[J]. J Natl Cancer Cent. 2024; 4 (1): page.

[2] Bray F, Laversanne M, Sung H, et al. Global cancer statistics 2022: GLOBOCAN estimates of incidence and mortality worldwide for 36 cancers in 185 countries[J]. CA Cancer J Clin. 2024; 74 (3): 229-263.

[3] 樊代明. 整合肿瘤学·临床卷[M]. 北京: 科学出版社, 2021.

[4] 崔书中. 体腔热灌注治疗[M]. 北京: 人民卫生出版社, 2021.

[5] 樊代明, 崔书中. 中国肿瘤整合诊治指南（CACA）·腹膜肿瘤[M]. 天津: 天津科学技术出版社, 2022.

[6] 樊代明, 崔书中. 中国肿瘤整合诊治技术指南（CACA）·C-HIPEC技术[M]. 天津: 天津科学技术出版社, 2023.

[7] 樊代明, 徐惠绵. 中国肿瘤整合诊治指南（CACA）·胃癌[M]. 天津: 天津科学技术出版社, 2022.

[8] 樊代明, 王锡山. 中国肿瘤整合诊治指南（CACA）·结直肠癌、肛管癌[M]. 天津: 天津科学技术出版社, 2022.

[9] Lei Z, Wang J, Li Z, et al. Hyperthermic intraperitoneal chemotherapy for gastric cancer with peritoneal metastasis: A multicenter propensity score-matched cohort study[J]. Chin J Cancer Res, 2020, 32 (6): 794-803.

[10] 关天培, 雷子颖, 崔书中. 结肠直肠癌腹膜转移防治临床研究[J]. 外科理论与实践, 2021, 26 (01): 7-10.

[11] Lheureux S, Gourley C, Vergote I, et al. Epithelial ovarian cancer[J]. Lancet, 2019, 393 (10177): 1240-1253.

[12] Chua T C, Moran B J, Sugarbaker P H, et al. Early- and long-term outcome data of patients with pseudomyxoma peritonei from appendiceal origin treated by a strategy of cytoreductive surgery and hyperthermic intraperitoneal chemotherapy[J].

J Clin Oncol, 2012, 30 (20): 2449-2456.

[13] McKenney J K, Gilks C B, Kalloger S, et al. Classification of Extraovarian Implants in Patients With Ovarian Serous Borderline Tumors (Tumors of Low Malignant Potential) Based on Clinical Outcome[J]. Am J Surg Pathol, 2016, 40 (9): 1155-1164.

[14] Spirtas R, Heineman E F, Bernstein L, et al. Malignant mesothelioma: attributable risk of asbestos exposure[J]. Occup Environ Med, 1994, 51 (12): 804-811.

[15] Strauss D C, Hayes A J, Thomas J M. Retroperitoneal tumours: review of management[J]. Ann R Coll Surg Engl, 2011, 93 (4): 275-280.

[16] Pascual-Anton L, Cardenes B, Sainz D L C R, et al. Mesothelial-to-Mesenchymal Transition and Exosomes in Peritoneal Metastasis of Ovarian Cancer[J]. Int J Mol Sci, 2021, 22 (21).

[17] Mikula-Pietrasik J, Uruski P, Tykarski A, et al. The peritoneal "soil" for a cancerous "seed": a comprehensive review of the pathogenesis of intraperitoneal cancer metastases[J]. Cell Mol Life Sci, 2018, 75 (3): 509-525.

[18] Spratt J S, Adcock R A, Muskovin M, et al. Clinical delivery system for intraperitoneal hyperthermic chemotherapy[J]. Cancer Res, 1980, 40 (2): 256-260.

[19] 樊代明. 整合肿瘤学·基础卷[M]. 西安: 世界图书出版西安有限公司, 2021.

[20] 中国抗癌协会腹膜肿瘤专业委员会. 中国腹腔热灌注化疗技术临床应用专家共识（2019版）[J]. 中华医学杂志, 2020 (02): 89-90.

[21] 中国抗癌协会腹膜肿瘤专业委员会, 中国抗癌协会肿瘤热疗专业委员会, 北京癌症防治学会肿瘤热疗专业委员会. 弥漫性恶性腹膜间皮瘤诊治中国专家共识[J]. 中华医学杂

志，2021，101（36）：2839-2849.

[22]Deraco M，杨智冉.恶性腹膜间皮瘤在米兰国家癌症中心的治疗进展[J].中国肿瘤临床，2022，49（24）：1295-1298.

[23]Kusamura S，Kepenekian V，Villeneuve L，et al. Peritoneal mesothelioma：PSOGI/EURACAN clinical practice guidelines for diagnosis，treatment and follow-up[J]. Eur J Surg Oncol. 2021；47（1）：36-59.

[24]陈万青，李霓，兰平，等.中国结直肠癌筛查与早诊早治指南（2020，北京）[J].中国肿瘤，2021，30（01）：1-28.

[25]Zwanenburg ES，El Klaver C，Wisselink DD，et al. Adjuvant Hyperthermic Intraperitoneal Chemotherapy in Patients With Locally Advanced Colon Cancer（COLOPEC）：5-Year Results of a Randomized Multicenter Trial[J]. J Clin Oncol. 2024；42（2）：140-145.

[26]Rau B，Lang H，Koenigsrainer A，et al. Effect of Hyperthermic Intraperitoneal Chemotherapy on Cytoreductive Surgery in Gastric Cancer With Synchronous Peritoneal Metastases：The Phase III GASTRIPEC-I Trial[J]. J Clin Oncol. 2024；42（2）：146-156.

[27]李晶，吴妙芳，林仲秋.《FIGO 2018妇癌报告》——卵巢癌、输卵管癌、腹膜癌诊治指南解读[J].中国实用妇科与产科杂志，2019，35（03）：304-314.

[28]McCluggage W G，Judge M J，Clarke B A，et al. Data set for reporting of ovary，fallopian tube and primary peritoneal carcinoma：recommendations from the International Collaboration on Cancer Reporting（ICCR）[J]. Mod Pathol，2015，28（8）：1101-1122.

[29]Roushdy-Hammady I，Siegel J，Emri S，et al. Genetic-susceptibility factor and malignant mesothelioma in the Cappadocian region of Turkey[J]. Lancet，2001，357（9254）：444-445.

[30]Glehen O, Passot G, Villeneuve L, et al. GASTRICHIP: D2 resection and hyperthermic intraperitoneal chemotherapy in locally advanced gastric carcinoma: a randomized and multicenter phase III study[J]. BMC Cancer, 2014, 14: 183.

[31]裴炜, 熊斌, 崔书中, 等.结直肠癌腹膜转移预防和治疗腹腔用药中国专家共识（Ⅴ2019）[J].中华结直肠疾病电子杂志, 2019, 8（04）: 329-335.

[32]李雁, 许洪斌, 彭正, 等.肿瘤细胞减灭术加腹腔热灌注化疗治疗腹膜假黏液瘤专家共识[J].中华医学杂志, 2019（20）: 1527-1535.

[33]Kim S J, Kim H H, Kim Y H, et al. Peritoneal metastasis: detection with 16- or 64-detector row CT in patients undergoing surgery for gastric cancer[J]. Radiology, 2009, 253（2）: 407-415.

[34]Bozkurt M, Doganay S, Kantarci M, et al. Comparison of peritoneal tumor imaging using conventional MR imaging and diffusion-weighted MR imaging with different b values[J]. Eur J Radiol, 2011, 80（2）: 224-228.

[35]Low R N, Sebrechts C P, Barone R M, et al. Diffusion-weighted MRI of peritoneal tumors: comparison with conventional MRI and surgical and histopathologic findings--a feasibility study[J]. AJR Am J Roentgenol, 2009, 193（2）: 461-470.

[36]Dromain C, Leboulleux S, Auperin A, et al. Staging of peritoneal carcinomatosis: enhanced CT vs. PET/CT[J]. Abdom Imaging, 2008, 33（1）: 87-93.

[37]Hu J, Zhang K, Yan Y, et al. Diagnostic accuracy of preoperative（18）F-FDG PET or PET/CT in detecting pelvic and para-aortic lymph node metastasis in patients with endometrial cancer: a systematic review and meta-analysis[J]. Arch Gynecol Obstet, 2019, 300（3）: 519-529.

[38]Schmeler K M, Sun C C, Malpica A, et al. Low-grade serous primary peritoneal carcinoma[J]. Gynecol Oncol, 2011, 121 (3): 482-486.

[39]Zuo T, Wong S, Buza N, et al. KRAS mutation of extraovarian implants of serous borderline tumor: prognostic indicator for adverse clinical outcome[J]. Mod Pathol, 2018, 31 (2): 350-357.

[40]Dilani Lokuhetty V A W M. WHO Calssification of tumor (5th Edition) Female Genital Tumors[M]. International Agency for Research, 2020.

[41]Umetsu SE, Kakar S. Staging of appendiceal mucinous neoplasms: challenges and recent updates[J]. Hum Pathol. 2023, 132: 65-76.

[42]Yuan Z, Chen W, Liu D, et al. Peritoneal cell-free DNA as a sensitive biomarker for detection of peritoneal metastasis in colorectal cancer: a prospective diagnostic study: A prospective diagnostic study[J]. Clin Epigenetics. 2023; 15 (1): 65.

[43]Gege Z, Xueju W, Bin J. Head-To-Head Comparison of 68Ga-FAPI PET/CT and FDG PET/CT for the Detection of Peritoneal Metastases: Systematic Review and Meta-Analysis. AJR Am J Roentgenol[J]. 2023; 220 (4): 490-498.

[44]Fu C, Zhang B, Guo T, et al. Imaging Evaluation of Peritoneal Metastasis: Current and Promising Techniques[J]. Korean J Radiol. 2024; 25 (1): 86-102.

[45]Dong D, Tang L, Li ZY, et al. Development and validation of an individualized nomogram to identify occult peritoneal metastasis in patients with advanced gastric cancer[J]. Ann Oncol. 2019; 30 (3): 431-438.

[46]Liu S, He J, Liu S, et al. Radiomics analysis using contrast-enhanced CT for preoperative prediction of occult peritoneal metastasis in advanced gastric cancer[J]. Eur Radiol. 2020; 30

(1): 239-246.

[47]Huang W, Zhou K, Jiang Y, et al. Radiomics Nomogram for Prediction of Peritoneal Metastasis in Patients With Gastric Cancer[J]. Front Oncol. 2020; 10: 1416.

[48]刘彤华. 刘彤华诊断病理学[M]. 北京: 人民卫生出版社, 2018.

[49]曲延峻, 赵小阳, 董丽娜. 超声诊断卵巢癌腹膜及大网膜转移[J]. 中国医学影像技术, 2010, 26 (07): 1334-1336.

[50]丁平安, 刘洋, 郭洪海, 等. 腹腔镜探查联合腹腔脱落细胞学检查在局部进展期胃癌诊治中的应用. 中华胃肠外科杂志, 2020, 23 (02): 170-176.

[51]Burbidge S, Mahady K, Naik K. The role of CT and staging laparoscopy in the staging of gastric cancer[J]. Clin Radiol, 2013, 68 (3): 251-255.

[52]Van T S I, Engbersen M P, Bhairosing P A, et al. Diagnostic performance of imaging for the detection of peritoneal metastases: a meta-analysis[J]. Eur Radiol, 2020, 30 (6): 3101-3112.

[53]Kim S J, Lee S W. Diagnostic accuracy of (18) F-FDG PET/CT for detection of peritoneal carcinomatosis: a systematic review and meta-analysis[J]. Br J Radiol, 2018, 91 (1081): 20170519.

[54]Valasek M A, Pai R K. An Update on the Diagnosis, Grading, and Staging of Appendiceal Mucinous Neoplasms[J]. Adv Anat Pathol, 2018, 25 (1): 38-60.

[55]Yan TD, Deraco M, Elias D, et al. A novel tumor-node-metastasis (TNM) staging system of diffuse malignant peritoneal mesothelioma using outcome analysis of a multi-institutional database*. Cancer[J]. 2011; 117 (9): 1855-1863.

[56]Cascales-Campos P A, Gil J, Gil E, et al. Treatment of microscopic disease with hyperthermic intraoperative intraperitoneal

chemotherapy after complete cytoreduction improves disease-free survival in patients with stage IIIC/IV ovarian cancer[J]. Ann Surg Oncol, 2014, 21 (7): 2383-2389.

[57]Paul H.Sugarbaker. 腹膜表面肿瘤细胞减灭术与围手术期化疗[M]. 李燕译, 北京: 科学出版社, 2018.

[58]Feldman A L, Libutti S K, Pingpank J F, et al. Analysis of factors associated with outcome in patients with malignant peritoneal mesothelioma undergoing surgical debulking and intraperitoneal chemotherapy[J]. J Clin Oncol, 2003, 21 (24): 4560-4567.

[59]Ceelen W P, Flessner M F. Intraperitoneal therapy for peritoneal tumors: biophysics and clinical evidence[J]. Nat Rev Clin Oncol, 2010, 7 (2): 108-115.

[60]Yan T D, Deraco M, Baratti D, et al. Cytoreductive surgery and hyperthermic intraperitoneal chemotherapy for malignant peritoneal mesothelioma: multi-institutional experience[J]. J Clin Oncol, 2009, 27 (36): 6237-6242.

[61]杨智冉, 苏延冬, 杨锐, 等. 肿瘤细胞减灭术联合腹腔热灌注治疗恶性腹膜间皮瘤的并发症及危险因素分析[J]. 中国肿瘤临床, 2023, 50 (13): 661-666.

[62]Helm J H, Miura J T, Glenn J A, et al. Cytoreductive surgery and hyperthermic intraperitoneal chemotherapy for malignant peritoneal mesothelioma: a systematic review and meta-analysis[J]. Ann Surg Oncol, 2015, 22 (5): 1686-1693.

[63]Lambert L A. Looking up: Recent advances in understanding and treating peritoneal carcinomatosis[J]. CA Cancer J Clin, 2015, 65 (4): 284-298.

[64]Vogelzang N J, Rusthoven J J, Symanowski J, et al. Phase III study of pemetrexed in combination with cisplatin versus cisplatin alone in patients with malignant pleural mesothelioma[J]. J Clin Oncol, 2003, 21 (14): 2636-2644.

[65]Baas P, Scherpereel A, Nowak A K, et al. First-line nivolumab plus ipilimumab in unresectable malignant pleural mesothelioma (CheckMate 743): a multicentre, randomised, open-label, phase 3 trial[J]. Lancet, 2021, 397 (10272): 375-386.

[66]Sugarbaker P H. Prevention and Treatment of Peritoneal Metastases from Gastric Cancer[J]. J Clin Med, 2021, 10 (9).

[67]Hu H, Zhao J, Yuan J, Zhang M. Peripheral PD-1 and Tim-3 percentages are associated with primary sites and pathological types of peritoneal neoplasms[J]. BMC Cancer. 2023; 23 (1): 287.

[68]Hu H, Zhang M. Correlation analysis between peripheral blood dendritic cell subsets and PD-1 in patients with peritoneal adenocarcinoma[J]. Braz J Med Biol Res. 2024; 57: e13192.

[69]Patricia J. Eifel, M.D., Professor. Role of radiation therapy[J]. Best Practice & Research Clinical Obstetrics and Gynaecology. 2017, 41: 118-125.

[70]Chan JK, Teoh D, Hu JM, et al. Do clear cell ovarian carcinomas have poorer prognosis compared to other epithelial cell types? A study of 1411 clear cell ovarian cancers[J]. Gynecol Oncol. 2008; 109 (3): 370-376.

[71]Chan JK, Tian C, Fleming GF, et al. The potential benefit of 6 vs. 3 cycles of chemotherapy in subsets of women with early-stage high-risk epithelial ovarian cancer: an exploratory analysis of a Gynecologic Oncology Group study[J]. Gynecol Oncol. 2010; 116 (3): 301-306.

[72]中国抗癌协会胃癌专业委员会.胃癌腹膜转移诊治中国专家共识（2023版）.中华胃肠外科杂志，2023，26（08）：717-728.

[73]余涛，马福海，安琦，等.基于倾向性评分匹配分析腹腔热灌注化疗预防性应用于局部进展期老年胃癌患者的安全性

和疗效.中华医学杂志，2023，103（36）：2867-2873.

[74] 丁平安，杨沛刚，田园，等.腹腔热灌注化疗联合全身系统化疗及阿帕替尼转化治疗对胃癌腹膜转移的疗效[J].中国肿瘤临床，2021，48（08）：409-414.

[75] 丁平安，杨沛刚，郭洪海，等.腹壁化疗港在胃癌腹膜转移NIPS化疗应用中的安全性分析[J].中国普通外科杂志，2021，30（10）：1151-1159.

[76] Ba M，Cui S，Long H，et al. Safety and Effectiveness of High-Precision Hyperthermic Intraperitoneal Perfusion Chemotherapy in Peritoneal Carcinomatosis：A Real-World Study[J]. Front Oncol，2021，11：674915.

[77] Yang X J，Huang C Q，Suo T，et al. Cytoreductive surgery and hyperthermic intraperitoneal chemotherapy improves survival of patients with peritoneal carcinomatosis from gastric cancer：final results of a phase III randomized clinical trial[J]. Ann Surg Oncol，2011，18（6）：1575-1581.

[78] Bonnot P E，Piessen G，Kepenekian V，et al. Cytoreductive Surgery With or Without Hyperthermic Intraperitoneal Chemotherapy for Gastric Cancer With Peritoneal Metastases（CYTO-CHIP study）：A Propensity Score Analysis[J]. J Clin Oncol，2019，37（23）：2028-2040.

[79] Newhook T E，Agnes A，Blum M，et al. Laparoscopic Hyperthermic Intraperitoneal Chemotherapy is Safe for Patients with Peritoneal Metastases from Gastric Cancer and May Lead to Gastrectomy[J]. Ann Surg Oncol，2019，26（5）：1394-1400.

[80] Ishigami H，Fujiwara Y，Fukushima R，et al. Phase III Trial Comparing Intraperitoneal and Intravenous Paclitaxel Plus S-1 Versus Cisplatin Plus S-1 in Patients With Gastric Cancer With Peritoneal Metastasis：PHOENIX-GC Trial[J]. J Clin Oncol，2018，36（19）：1922-1929.

[81] Bang Y J，Van Cutsem E，Feyereislova A，et al. Trastuzumab

in combination with chemotherapy versus chemotherapy alone for treatment of HER2-positive advanced gastric or gastro-oesophageal junction cancer (ToGA): a phase 3, open-label, randomised controlled trial[J]. Lancet, 2010, 376 (9742): 687-697.

[82]Boku N, Ryu M H, Kato K, et al. Safety and efficacy of nivolumab in combination with S-1/capecitabine plus oxaliplatin in patients with previously untreated, unresectable, advanced, or recurrent gastric/gastroesophageal junction cancer: interim results of a randomized, phase II trial (ATTRACTION-4) [J]. Ann Oncol, 2019, 30 (2): 250-258.

[83]Kang Y K, Boku N, Satoh T, et al. Nivolumab in patients with advanced gastric or gastro-oesophageal junction cancer refractory to, or intolerant of, at least two previous chemotherapy regimens (ONO-4538-12, ATTRACTION-2): a randomised, double-blind, placebo-controlled, phase 3 trial[J]. Lancet, 2017, 390 (10111): 2461-2471.

[84]Wang F, Wei X L, Wang F H, et al. Safety, efficacy and tumor mutational burden as a biomarker of overall survival benefit in chemo-refractory gastric cancer treated with toripalimab, a PD-1 antibody in phase Ib/II clinical trial NCT02915432[J]. Ann Oncol, 2019, 30 (9): 1479-1486.

[85]Ding P, Yang P, Tian Y, et al. Neoadjuvant intraperitoneal and systemic paclitaxel combined with apatinib and S-1 chemotherapy for conversion therapy in gastric cancer patients with positive exfoliative cytology: a prospective study. J Gastrointest Oncol. 2021; 12 (4): 1416-1427.

[86]Lv J, Wu J, Wu H, et al. Study protocol of a phase II clinical trial evaluating the efficacy of neoadjuvant intraperitoneal and systemic albumin-bound paclitaxel combined with camrelizumab and S-1 in the treatment of patients with exfoliative cell-pos-

itive gastric cancer. Front Oncol. 2023；13：1201928.

[87]Elias D，Lefevre J H，Chevalier J，et al. Complete cytoreductive surgery plus intraperitoneal chemohyperthermia with oxaliplatin for peritoneal carcinomatosis of colorectal origin[J]. J Clin Oncol，2009，27（5）：681-685.

[88]Elias D，Gilly F，Boutitie F，et al. Peritoneal colorectal carcinomatosis treated with surgery and perioperative intraperitoneal chemotherapy：retrospective analysis of 523 patients from a multicentric French study[J]. J Clin Oncol，2010，28（1）：63-68.

[89]Van Stein R M，Aalbers A，Sonke G S，et al. Hyperthermic Intraperitoneal Chemotherapy for Ovarian and Colorectal Cancer：A Review[J]. JAMA Oncol，2021，7（8）：1231-1238.

[90]Honore C，Gelli M，Francoual J，et al. Ninety percent of the adverse outcomes occur in 10% of patients：can we identify the populations at high risk of developing peritoneal metastases after curative surgery for colorectal cancer?[J]. Int J Hyperthermia，2017，33（5）：505-510.

[91]Hallam S，Tyler R，Price M，et al. Meta-analysis of prognostic factors for patients with colorectal peritoneal metastasis undergoing cytoreductive surgery and heated intraperitoneal chemotherapy[J]. BJS Open，2019，3（5）：585-594.

[92]中华人民共和国国家卫生和计划生育委员会医政医管局.中国结直肠癌诊疗规范（2017年版）[J].中国实用外科杂志，2018，38（10）：1089-1103.

[93]Verwaal V J，van Ruth S，de Bree E，et al. Randomized trial of cytoreduction and hyperthermic intraperitoneal chemotherapy versus systemic chemotherapy and palliative surgery in patients with peritoneal carcinomatosis of colorectal cancer[J]. J Clin Oncol，2003，21（20）：3737-3743.

[94]Botrel T，Clark L，Paladini L，et al. Efficacy and safety of bev-

acizumab plus chemotherapy compared to chemotherapy alone in previously untreated advanced or metastatic colorectal cancer: a systematic review and meta-analysis[J]. BMC Cancer, 2016, 16: 677.

[95]Zheng Y, Zhang J, Chen C, et al. Prophylactic hyperthermic intraperitoneal chemotherapy in T4 colorectal cancer: Can it improve the oncologic prognosis? – A propensity score matching study. Eur J Surg Oncol. 2024; 50 (2): 107958.

[96]Wright A A, Bohlke K, Armstrong D K, et al. Neoadjuvant Chemotherapy for Newly Diagnosed, Advanced Ovarian Cancer: Society of Gynecologic Oncology and American Society of Clinical Oncology Clinical Practice Guideline[J]. J Clin Oncol, 2016, 34 (28): 3460-3473.

[97]Safra T, Grisaru D, Inbar M, et al. Cytoreduction surgery with hyperthermic intraperitoneal chemotherapy in recurrent ovarian cancer improves progression-free survival, especially in BRCA-positive patients- a case-control study[J]. J Surg Oncol, 2014, 110 (6): 661-665.

[98]Sioulas V D, Schiavone M B, Kadouri D, et al. Optimal primary management of bulky stage IIIC ovarian, fallopian tube and peritoneal carcinoma: Are the only options complete gross resection at primary debulking surgery or neoadjuvant chemotherapy?[J]. Gynecol Oncol, 2017, 145 (1): 15-20.

[99]Spiliotis J, Halkia E, Lianos E, et al. Cytoreductive surgery and HIPEC in recurrent epithelial ovarian cancer: a prospective randomized phase III study[J]. Ann Surg Oncol, 2015, 22 (5): 1570-1575.

[100]中国抗癌协会宫颈癌专业委员会. 妇科肿瘤腹腔热灌注治疗临床药物应用专家共识（2024年版）[J].中国实用妇科与产科杂志, 2024, 40（01）: 62-67.

[101]Van Driel W J, Koole S N, Sikorska K, et al. Hyperthermic

Intraperitoneal Chemotherapy in Ovarian Cancer[J]. N Engl J Med, 2018, 378 (3): 230-240.

[102]Lei Z, Wang Y, Wang J, et al. Evaluation of Cytoreductive Surgery With or Without Hyperthermic Intraperitoneal Chemotherapy for Stage III Epithelial Ovarian Cancer[J]. JAMA Netw Open, 2020, 3 (8): e2013940.

[103]Aronson SL, Lopez-Yurda M, Koole SN, et al. Cytoreductive surgery with or without hyperthermic intraperitoneal chemotherapy in patients with advanced ovarian cancer (OVHIPEC-1): final survival analysis of a randomised, controlled, phase 3 trial[J]. Lancet Oncol. 2023; 24 (10): 1109-1118.

[104]Arjona-Sánchez A, Espinosa-Redondo E, Gutiérrez-Calvo A, et al. Efficacy and Safety of Intraoperative Hyperthermic Intraperitoneal Chemotherapy for Locally Advanced Colon Cancer: A Phase 3 Randomized Clinical Trial[J]. JAMA Surg. 2023; 158 (7): 683-691.

[105]Lim MC, Chang SJ, Park B, et al. Survival After Hyperthermic Intraperitoneal Chemotherapy and Primary or Interval Cytoreductive Surgery in Ovarian Cancer: A Randomized Clinical Trial[J]. JAMA Surg. 2022; 157 (5): 374-383.

[106]Falandry C, Rousseau F, Mouret-Reynier M A, et al. Efficacy and Safety of First-line Single-Agent Carboplatin vs Carboplatin Plus Paclitaxel for Vulnerable Older Adult Women With Ovarian Cancer: A GINECO/GCIG Randomized Clinical Trial [J]. JAMA Oncol, 2021, 7 (6): 853-861.

[107]Pignata S, Scambia G, Ferrandina G, et al. Carboplatin plus paclitaxel versus carboplatin plus pegylated liposomal doxorubicin as first-line treatment for patients with ovarian cancer: the MITO-2 randomized phase III trial[J]. J Clin Oncol, 2011, 29 (27): 3628-3635.

[108] Burger R A, Brady M F, Bookman M A, et al. Incorporation of bevacizumab in the primary treatment of ovarian cancer[J]. N Engl J Med, 2011, 365 (26): 2473-2483.

[109] Burger R A, Brady M F, Rhee J, et al. Independent radiologic review of the Gynecologic Oncology Group Study 0218, a phase III trial of bevacizumab in the primary treatment of advanced epithelial ovarian, primary peritoneal, or fallopian tube cancer[J]. Gynecol Oncol, 2013, 131 (1): 21-26.

[110] Chang J S, Kim S W, Kim Y J, et al. Involved-field radiation therapy for recurrent ovarian cancer: Results of a multi-institutional prospective phase II trial[J]. Gynecol Oncol, 2018, 151 (1): 39-45.

[111] Chan CY, Li H, Wu MF, et al. A Dose-Finding Trial for Hyperthermic Intraperitoneal Cisplatin in Gynecological Cancer Patients Receiving Hyperthermic Intraperitoneal Chemotherapy [J]. Front Oncol. 2021; 11: 616264.

[112] Wu MF, Cheng XY, Wang DY, et al. Determining the maximum tolerated dose of paclitaxel combined with fixed dose of cisplatin for hyperthermic intraperitoneal chemotherapy in ovarian cancer: A multicenter phase I trial[J]. Gynecol Oncol. 2024; 181: 125-132.

[113] You ZY, Wu MF, Li H, et al. A phase I dose-finding trial of hyperthermic intraperitoneal docetaxel combined with cisplatin in patients with advanced-stage ovarian cancer[J]. J Gynecol Oncol. 2024; 35 (1): e1.

[114] Gouy S, Ferron G, Glehen O, et al. Results of a multicenter phase I dose-finding trial of hyperthermic intraperitoneal cisplatin after neoadjuvant chemotherapy and complete cytoreductive surgery and followed by maintenance bevacizumab in initially unresectable ovarian cancer[J]. Gynecol Oncol. 2016; 142 (2): 237-242.

[115]Brown AP, Jhingran A, Klopp AH, et al. Involved-field radiation therapy for locoregionally recurrent ovarian cancer[J]. Gynecol Oncol. 2013; 130 (2): 300-305.

[116]Moran B, Baratti D, Yan T D, et al. Consensus statement on the loco-regional treatment of appendiceal mucinous neoplasms with peritoneal dissemination (pseudomyxoma peritonei) [J]. J Surg Oncol, 2008, 98 (4): 277-282.

[117]Kusamura S, Barretta F, Yonemura Y, et al. The Role of Hyperthermic Intraperitoneal Chemotherapy in Pseudomyxoma Peritonei After Cytoreductive Surgery[J]. JAMA Surg, 2021, 156 (3): e206363.

[118]Govaerts K, Lurvink RJ, De Hingh IHJT, et al. Appendiceal tumours and pseudomyxoma peritonei: Literature review with PSOGI/EURACAN clinical practice guidelines for diagnosis and treatment[J]. Eur J Surg Oncol. 2021; 47 (1): 11-35.

[119]Yang R, Fu YB, Li XB, et al. Long-term survival in patients with PMP: a single-institutional retrospective study from China[J]. World J Surg Oncol. 2023; 21 (1): 347.

[120]Zhang Y, Zhao X, Gao C, et al. Treatment outcome analysis of bevacizumab combined with cyclophosphamide and oxaliplatin in advanced pseudomyxoma peritonei[J]. World J Gastrointest Surg. 2023; 15 (6): 1149-1158.

[121]雷子颖, 丁炳晖, 吴启越, 等. 细胞减灭术联合腹腔热灌注化疗治疗腹膜假黏液瘤的疗效分析[J]. 中华胃肠外科杂志, 2023, 26 (12): 1179-1186.

[122]Amblard I, Mercier F, Bartlett DL, et al. Cytoreductive surgery and HIPEC improve survival compared to palliative chemotherapy for biliary carcinoma with peritoneal metastasis: A multi-institutional cohort from PSOGI and BIG RENAPE groups[J]. Eur J Surg Oncol. 2018; 44 (9): 1378-1383.

[123]Mehta S, Schwarz L, Spiliotis J, et al. Is there an oncological

interest in the combination of CRS/HIPEC for peritoneal carcinomatosis of HCC? Results of a multicenter international study[J]. Eur J Surg Oncol. 2018；44（11）：1786-1792.

[124]Yu Liu，Qiuyi Huang，Ruijie Wang et al. Efficacy of Hyperthermic Intraperitoneal Chemotherapy Alone for Diffuse Peritoneal Carcinomatosis from Pancreatic Adenocarcinoma：A Single-Centre Retrospective Cohort Study[J]. Research Square. 08 March 2024，PREPRINT（Version 1）.

[125]中国抗癌协会.肝门部胆管癌规范化诊治专家共识（2015）[J]. 中华肝胆外科杂志，2015，21（8）：505-511.

[126]中国抗癌协会胰腺癌专业委员会.胰腺癌综合诊治指南（2018版）[J]. 中华外科杂志，2018，56（7）：481-494.

[127]《原发性肝癌诊疗指南（2024年版）》编写专家委员会，周俭.原发性肝癌诊疗指南（2024年版）[J]. 中国临床医学，2024，31（2）：277-334.

[128]中华人民共和国国家卫生健康委员会医政医管局.胰腺癌诊疗指南（2022年版）[J]. 中华消化外科杂志，2022，21（9）：1117-1136.

[129]Zhu HD，Li HL，Huang MS，et al. Transarterial chemoembolization with PD-（L）1 inhibitors plus molecular targeted therapies for hepatocellular carcinoma（CHANCE001）[J]. Signal Transduct Target Ther. 2023；8（1）：58.

[130]Feng F，Gao Q，Wu Y，et al. Cytoreductive surgery combined with hyperthermic intraperitoneal chemotherapy vs. cytoreductive surgery alone for intrahepatic cholangiocarcinoma with peritoneal metastases：A retrospective cohort study[J]. Eur J Surg Oncol. 2021；47（9）：2363-2368.

[131]Qin X，Yang T，Xu H，et al. Dying tumor cells-inspired vaccine for boosting humoral and cellular immunity against cancer[J]. J Control Release. 2023；359：359-372.

[132]Chen C，Jung A，Yang A，et al. Chimeric Antigen Receptor-

T Cell and Oncolytic Viral Therapies for Gastric Cancer and Peritoneal Carcinomatosis of Gastric Origin: Path to Improving Combination Strategies[J]. Cancers (Basel). 2023; 15 (23): 5661.

[133]Hassan R, Butler M, O'Cearbhaill RE, et al. Mesothelin-targeting T cell receptor fusion construct cell therapy in refractory solid tumors: phase 1/2 trial interim results[J]. Nat Med. 2023; 29 (8): 2099-2109.

[134]Kamrani A, Nasiri H, Hassanzadeh A, et al. New immunotherapy approaches for colorectal cancer: focusing on CAR-T cell, BiTE, and oncolytic viruses[J]. Cell Commun Signal. 2024; 22 (1): 56.

[135]Jiang G, Ng YY, Tay JCK, et al. Dual CAR-T cells to treat cancers co-expressing NKG2D and PD1 ligands in xenograft models of peritoneal metastasis[J]. Cancer Immunol Immunother. 2023; 72 (1): 223-234.

[136]Sangro B, Chan SL, Kelley RK, et al. Four-year overall survival update from the phase III HIMALAYA study of tremelimumab plus durvalumab in unresectable hepatocellular carcinoma[J]. Ann Oncol. 2024; 35 (5): 448-457.

[137]Marmarelis ME, Wang X, Roshkovan L, et al. Clinical Outcomes Associated With Pembrolizumab Monotherapy Among Adults With Diffuse Malignant Peritoneal Mesothelioma[J]. JAMA Netw Open. 2023; 6 (3): e232526.

[138]卢淮武，徐冬冬，赵喜博，等.《2024 NCCN 卵巢癌包括输卵管癌及原发性腹膜癌临床实践指南（第1版）》解读[J]. 中国实用妇科与产科杂志，2024，40（02）：187-197.

[139]Dilawari A, Shah M, Ison G, et al. FDA Approval Summary: Mirvetuximab Soravtansine-Gynx for FRα-Positive, Platinum-Resistant Ovarian Cancer[J]. Clin Cancer Res. 2023; 29 (19): 3835-3840.

[140] Bella Á, Arrizabalaga L, Di Trani CA, et al. Intraperitoneal administration of a modified vaccinia virus Ankara confers single-chain interleukin-12 expression to the omentum and achieves immune-mediated efficacy against peritoneal carcinomatosis[J]. J Immunother Cancer. 2023；11（11）：e006702.

[141] Di Trani CA, Cirella A, Arrizabalaga L, et al. Intracavitary adoptive transfer of IL-12 mRNA-engineered tumor-specific CD8+ T cells eradicates peritoneal metastases in mouse models[J]. Oncoimmunology. 2022；12（1）：2147317.

[142] Qian S, Chen J, Zhao Y, et al. Intraperitoneal administration of carcinoembryonic antigen-directed chimeric antigen receptor T cells is a robust delivery route for effective treatment of peritoneal carcinomatosis from colorectal cancer in pre-clinical study[J]. Cytotherapy. 2024；26（2）：113-125.

[143] 欧阳晓婵.中医特色护理在晚期癌症病人疼痛中的应用[J].循证护理，2021，7（03）：415-418.

[144] 余璐.穴位按摩及情志护理干预对癌症患者睡眠障碍及生活质量的影响[J].光明中医，2022，37（13）：2435-2437.

[145] 张冉冉，黄喆.一例中医特色耳穴压贴疗法辅助药物镇痛用于晚期癌症患者疼痛管理的临床实践[C]//上海市护理学会.第五届上海国际护理大会论文摘要汇编（上），2022：2.

[146] Lu Y, Xiao Z, Zhao X, et al. Incidence, risk factors, and outcomes of the transition of HIPEC-induced acute kidney injury to acute kidney disease：a retrospective study[J]. Ren Fail. 2024；46（1）：2338482.

[147] Rau B, Lang H, Koenigsrainer A, et al. Effect of Hyperthermic Intraperitoneal Chemotherapy on Cytoreductive Surgery in Gastric Cancer With Synchronous Peritoneal Metastases：The Phase Ⅲ GASTRIPEC-Ⅰ Trial[J]. J Clin Oncol. 2024；42（2）：146-156.

[148]Kitaguchi D，Park EJ，Baik SH，et al. Cytoreductive surgery plus hyperthermic intraperitoneal chemotherapy versus R0 resection for resectable colorectal cancer with peritoneal metastases and low peritoneal cancer index scores：a collaborative observational study from Korea and Japan[J]. Int J Surg. 2024；110（1）：45-52.

[149]丁平安，杨沛刚，谢琪，等.全程营养干预在腹腔脱落细胞学阳性胃癌病人转化治疗中的应用价值[J].肠外与肠内营养，2021，28（06）：332-337.

[150]Gong Q，Song C，Wang X，et al. Hyperthermic intraperitoneal chemotherapy with recombinant mutant human TNF-α and raltitrexed in mice with colorectal-peritoneal carcinomatosis[J]. Exp Biol Med（Maywood）. 2020，245（6）：542-551.

[151]陈亚军，姜玉娟，周思成，等.重组改构人肿瘤坏死因子用于进展期结肠癌患者术中腹腔灌注治疗的近期安全性及可行性分析[J].中华结直肠疾病电子杂志，2024，13（02）：94-100.